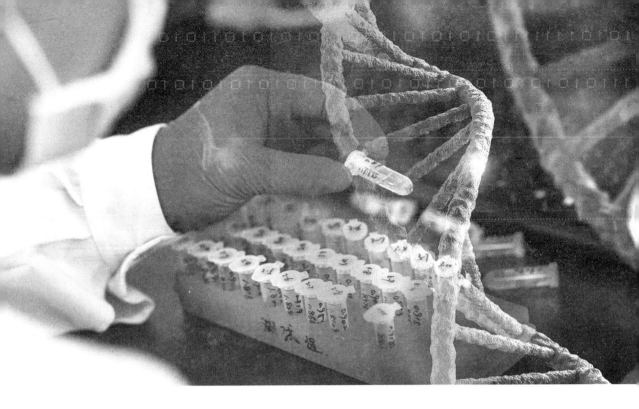

实用超声诊断学

SHIYONGCHAOSHENGZHENDUANXUE

主编 李晓艳 苏小勇 杨 舟

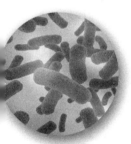
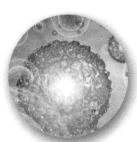
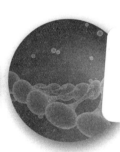

U0302634

江西·南昌

江西科学技术出版社

图书在版编目（CIP）数据

实用超声诊断学 / 李晓艳，苏小勇，杨舟主编. —
南昌：江西科学技术出版社，2019.6（2023.7重印）
ISBN 978-7-5390-6841-1

Ⅰ. ①实… Ⅱ. ①李… ②苏… ③杨… Ⅲ. ①超声波
诊断 Ⅳ. ①R445.1

中国版本图书馆CIP数据核字（2019）第121907号

国际互联网（Internet）地址：
http://www.jxkjcbs.com
选题序号：KX2019051
图书代码：B19076-102

实用超声诊断学　　　　　　　　　　　　　李晓艳　苏小勇　杨舟　主编

出版 发行	江西科学技术出版社
社址	南昌市蓼洲街2号附1号
	邮编：330009　电话：（0791）86623491　86639342（传真）
印刷	永清县晔盛亚胶印有限公司
经销	各地新华书店
开本	787 mm×1092 mm　1/16
字数	145千字
印张	9
版次	2019年6月第1版　2023年7月第2次印刷
书号	ISBN 978-7-5390-6841-1
定价	52.00元

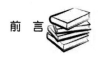

前　言

　　超声医学是指应用超声波的特性和人体组织对超声反射不同的原理形成图像,来诊断人体组织的形态结构、物理特征和功能状态及病理状态的一种非创伤性检查。

　　超声医学诊断临床应用广泛,其操作简单,使用便捷,性价比高,准确率高,定位性好,对患者的并发症也有较高的诊出率,因此临床应用比较广泛,为临床诊断提供了有价值的参考信息,可以及时地制定治疗方案,提高急救成功率。尤其是在一些腹部创伤和急腹症的诊断中效果突出,对于急救医疗体系的发展提供了较大的帮助,建议在临床中为急诊患者提供该种诊断方式,提升患者的诊断准确率,提升治疗效果。

　　本书结合当前社会发展现状,从多个方面详细介绍了超声医学相关理论与知识,其中重点包含目前影像研究相关内容等。书中内容全面、系统、实用,亦适合大专院校医学影专业的师生,从事超声仪器销售、应用培训及医院设备管理的工程技术人员学习、参考。

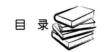

目　录

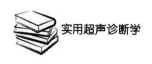

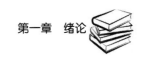

第一章 绪论

第一节 超声医学

超声医学是超声学与医学结合,或超声技术应用于医学各部门而形成的学科。主要包括超声在基础医学、临床医学、卫生学及其他医学领域中的研究与应用。该学科正随着超声检测与超声处理的发展在不断发展。例如超声成像技术的成就很快被应用到超声医学中。

科学家们将每秒钟振动的次数称为声音的频率,它的单位是赫兹。我们人类耳朵能听到的声波频率为 20 ~ 20000 赫兹。当声波的振动频率大于 20000 赫兹或小于 20 赫兹时,我们便听不见了。因此,我们把频率高于 20000 赫兹的声波称为"超声波"。通常用于医学诊断的超声波频率为 1 ~ 5 兆赫兹。

理论研究表明,在振幅相同的条件下,一个物体振动的能量与振动频率成正比,超声波在介质中传播时,介质质点振动的频率很高,因而能量很大。在我国北方干燥的冬季,如果把超声波通入水罐中,剧烈的振动会使罐中的水破碎成许多小雾滴,再用小风扇把雾滴吹入室内,就可以增加室内空气湿度,这就是超声波加湿器的原理。咽喉炎、气管炎等疾病,血流很难到达患病的部位。利用加湿器的原理,把药液雾化,让病人吸入,能够提高疗效.利用超声波巨大的能量还可以使人体内的结石做剧烈的受迫振动而破碎,从而减缓病痛,达到治愈的目的。超声波在医学方面应用非常广泛,像现在的彩超、B 超、碎石(例如胆结石、肾结石祛眼袋之类的)等。

一、超声医学发展简史

医学超声是一门边缘学科,它涉及了声学、计算机、医学、数学等众多学科。利用超声波的反射、散射、衰减及多普勒效应等物理特性对人体的器官及病变部位进行诊断或治疗便是超声波在医学上的重要应用,由于超声诊断具有性价比高和非破坏性等优点,所以超声诊断得到了人们的重视。超声波是指振动频率在 20kHz 以上,不能引

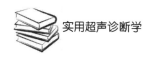

起正常人听觉的机械振动波。超声技术自从 20 世纪 40 年代进入医学领域,至今已有半个多世纪,其技术的发展非常迅速。因为除骨骼外,生物组织同液体一样,不支持横波的传播,所以医学中应用的超声波都是纵波。目前医学超声技术已经成为医学发展的一个重要方面。医学超声是以超声波为被探测信息的载体或能量源,并且依托现代电子学、计算机技术、信息技术及图像处理等现代高新技术,来解决生物医学中的有关问题。它包括两大方面的应用:超声诊断和超声治疗。

自伦琴 1895 年发现 X 线以后不久,在医学上,X 线就被用于对人体检查、进行疾病诊断,形成了放射诊断学的新学科,并奠定了医学影像学的基础。至今放射诊断学仍是医学影像学中的主要内容,应用普遍。20 世纪 50 年代到 60 年代开始应用超声与核素扫描进行人体检查,出现了超声成像(USG)和 Y 闪烁成像。70 年代和 80 年代又相继出现了 X 线计算机体层成像(X-ray CT 或 CT)、磁共振成像(MRI)和发射体层成像(ECT),如单光子发射体层成像(SPECT)与正电子发射体层成像(PET)等新的成像技术。这样,仅 100 年的时间就形成了包括 X 线诊断的影像诊断学(diagnostic imageology)。虽然各种成像技术的成像原理与方法不同,诊断价值与限度亦各异,但都是使人体内部结构和器官形成影像,从而了解人体解剖与生理功能状况以及病理变化,以达到诊断的目的,都属于活体器官的视诊范畴,是特殊的诊断方法。20 世纪 70 年代迅速兴起的介入放射学(interventional radioloy),即在影像监视下采集标本或在影像诊断的基础上,对某些疾病进行治疗,使影像诊断学发展为医学影像学的崭新局面。医学影像学不仅扩大了人体的检查范围,提高了诊断水平,而且可以对某些疾病进行治疗。这样,就大大地扩展了本学科的工作内容,并成为医疗工作中的重要支柱。近 20 年,随着计算机技术的飞速发展,与计算机技术密切相关的影像技术也是日新月异,影像诊断学也成为医学领域发展最快的学科之一。常规 X 线正在从胶片转向计算机放射摄影(CR)或更为先进的直接数字化摄影(DR)的数字化时代。诞生时即与计算机紧密相关的 CT、MR 则发展速度更为惊人。CT 已从早期的单纯的头颅 CT 发展为超高速多排螺旋 CT、电子束 CT。在速度提高的同时,扫描最薄层厚也从早期的 10mm 到现在的 0.5mm,最高图像分辨率也达到了 1024*1024。这些使 CT 的应用不仅在于早期横断面呈像,同时可以作细腻的三维重建,模拟内窥镜,手术立体定向,CT 血管呈像(CTA)。MR 也从早期的永磁体、低场强发展到现在的超导、高场强,分辨率在常规扫描时间下提高了数千倍,磁共振血管呈像(MRA)已成为常规检查项目,同时灌注、弥散、功能呈像以及磁共振波谱(MRS)技术正在研究发展之中。超声医学近年来发展迅速,已与 X 线、CT、磁共振、核素并驾齐驱,成为临床五大医学影像手段。

声波是一种机械能的表现形式。声源每秒振动的次数叫频率,一般用赫兹表示,简写为 Hz。频率在 2000Hz 以上的声波即为超声波。超声波在传播过程中要发生反射,折射以及多普勒效应等。超声波在介质中传播时,发生声能衰减。因此超声通过一些实质性器官,会发生形态及强度各异的反射。由于人体组织器官的生理,病理,解剖情况的不同,对超声波的反射,折射和吸收衰减各不相同。超声诊断就是根据这些反射信号的多少,强弱,分布规律来判断各种疾病。医用诊断超声波的发生与接收,均由特制的探头来完成,它能把电能和声能互相转换。按照超声回声显示方法来分类,超声诊断仪可分为脉冲回声式和频移回声式两大类型。脉冲回声式超声诊断仪包括幅度调制型超声诊断仪(A 型超声仪,简称 A 超)、辉度调制型超声诊断仪(B 型超声仪,简称 B 超)以及回声辉度调制型超声诊断仪(M 型超声仪,简称 M 超)。频移回声式超声诊断仪(D 型超声仪)包括频移示波型超声诊断仪(脉冲波式和连续波式多普勒)彩色编码频移回声式超声诊断仪(彩色多普勒血流显像,简称彩超)等。

超声诊断学是一门边缘学科,以解剖学、病理学等形态学为基础,紧密结合临床医学,近年来发展迅速,已与 X 线、CT、磁共振、核素并驾齐驱,成为临床五大医学影像手段。超声诊断学的主要内容包括:

①脏器病变的形态学诊断以及器官的超声解剖学的研究。超声诊断是以形态学为依据的,因此它的基础是病理解剖学形态改变及由此而产生的组织的声学变化。超声检查可获得各脏器断面图像,此即为诊断的形态学基础,能够对病变进行定位定性诊断。②功能性检测。超生图像可显示由于脏器、组织的生理变化而出现的相应规律性变化,如胆囊收缩、胃排空、胃肠道蠕动、膈肌运动、卵巢功能性变化及心脏的舒缩。多普勒超声可显示心脏及其他脏器血管的血流变化,以判断其功能状况。③介入性超声。包括内窥镜超声和术中超声,介入性超声在临床的广泛开展使得超声诊断与临床、病理学、组织学紧密结合,不仅提高了诊断水平,还进一步开展了一些临床治疗,开辟了超声诊断、治疗在临床医学的新领地。

介入超声技术作为现代超声医学的一个分支,是 1983 年在哥本哈根召开的世界介入性超声学术会议上被正式确定的。它是在超声显像基础上为进一步满足临床诊断和治疗的需要而发展起来的一门新技术。其主要特点是在实施时超声的监视或引导下,完成各种穿刺活检、X 线造影以及抽吸、插管、注药治疗等操作,可以避免某些外科手术,达到与外科手术相媲美的效果。与其他影像学介入手段相比,由于介入性超声具有实时、准确、便捷、无辐射、费用低廉等优点,已广泛应用于临床。而不断出现的各种新型介入性超声内镜,在进行穿刺过程中,内镜视野和超声视野同步,超声影像上

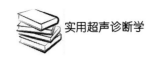

可以显示穿刺进针的全过程,精确控制针尖在病变内的位置,使穿刺准确安全,大大提高了可以穿刺的范围。同时彩色多普勒在介入性超声内镜中的应用,有效地区分血管和非血管结构,保证了穿刺的安全性。目前国内外学者更多将研究重点放在了介入性超声内镜的肿瘤治疗,如光动力治疗、射频治疗、免疫治疗、基因治疗、组织间放疗等。

介入性超声有着广阔的发展前景,有些疾病的治疗已成为临床不可取代的治疗方法。同时,医学影像学的整体水平的发展为患者诊疗提供了更宽广的选择空间,患者可权衡各种手段的利弊做出更为合适的选择。

超声诊断始于20世纪40年代,20世纪50年代初期应用于临床。20世纪70年代快速成像得以应用,20世纪80年代声学多普勒效应用于超声诊断,20世纪90年代三维超声和介入超声得以实现。

随着超声诊断仪器的开发,超声诊断显示法得到逐步发展。

超声示波诊断法:1942年Dussik在奥地利首次应用A型超声仪探测颅脑。1947年美国的Howry开始应用超声仪对软组织进行显示。1950年至1952年美国的J.J.Wild用脉冲反射式A型超声诊断仪探测了脑肿瘤和乳腺肿瘤。1956年瑞典Leksell用双探头从头颅两侧探测脑中线波,并明确了脑中线移位的诊断价值,为颅脑占位病变的诊断提供了依据。同年有人发表用脉冲反射法诊断胆结石、乳腺肿瘤、肾肿瘤等的文章。1958年芬兰的Aorsala首次报道用A型超声诊断视网膜剥离。1959年贺井敏夫报道用超声诊断子宫肌瘤、早期妊娠。国内超声诊断应用较晚。1958年至1960年开始于上海,相继在武汉、北京等地开始对肝肾疾病、妇产科疾病、颅内病变等进行诊断,70年代得到普及推广。目前示波诊断法已较少单独使用,在眼科及颅脑探测时仍有应用。

超声显像诊断法:1949年Howry和WBliss合作研制了一种能记录组织界面的声像图仪器,至1950年秋,Howry获得了第一张上臂横切面的超声图像。1951年美国J.Holwes开始专心进行超声的研究,并应用超声对腹部及其他部位的疾病进行诊断。1952年J.J.Wild首先成功地获得乳腺超声声像图。1958年GBaum等开始对眼球进行扇形扫查。同年英国的LDonald等用BP型超声诊断仪诊断盆腔肿物和妊娠子宫,从此开始了眼科和妇产科的超声显像。从20世纪60年代中期开始研制机械的或电子的快速实时成像法。1971年Bom用电子线阵方形扫查法,进行心脏和胎儿的超声实时成像检查。1973年机械扇形扫查和电子相控阵扇形扫查等实时成像法均成功地运用于临床。1975年Greenleof开始用计算机处理声像图。20世纪70年代中期以来应用灰阶及DSC和DSP(数字扫描变换器和处理器)技术使超声仪器缩小、图像质量

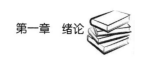

提高,得以较快普及。80年代凸阵、环阵探头及腔内管内探头的产生、介入超声的应用,到20世纪90年代初三维成像、彩色显示技术的发展,将超声诊断推向了一个更高的阶段。

超声光点扫描诊断法:1954年瑞典Eder首先用超声光点扫描法诊断心脏疾病。1955年报告了二尖瓣狭窄的特异图形。由于此法简便、准确,可用于诊断各种心血管疾病,故受到临床重视。欧洲称UltrasoundcardiograpHy(超声心动图),美国则称echo-cardiograpHy(回声心动图)。

国内1961年上海首先推出国产第一台M型超声诊断仪。1972年武汉医学院一附院应用左房后壁曲线"C凹"诊断二尖瓣关闭不全获得成功。

超声频移诊断法:即多普勒超声诊断法。日本里村茂夫首先将声学多普勒效应用于超声诊断,并多次报告连续式D型超声诊断心脏瓣膜病。1973年Johnson首先介绍脉冲多普勒诊断室间隔缺损。20世纪80年代兴起的彩色多普勒,使心脏及大血管多种疾病的诊断取得了理想的效果,被誉为"无创伤性血管造影"。1982年挪威Aaslid首次报道经颅多普勒(TCD)技术,以后又出现了彩色三维经颅多普勒,可以探测颅内血管的各种切面,显示脑血管分布图、血流方向及速度。

图像增强技术应用于超声医学的重要性:近年来,随着社会科技的进步与人类生活水平的发展,人们越来越关注自身的生活环境与医疗条件,医学的发展面临严重的挑战。作为医生诊断和治疗重要手段的医学影像学已成为医学技术中发展最快的领域之一。在医学成像领域中,超声成像技术以其特有的安全、快速、实时的优势发挥了巨大的作用,在临床上得到广泛的应用。为使医生对人体的解剖结构及病变进行更有效的观察和诊断,提高疾病诊断的正确率。利用计算机图像处理技术准确地增强图像,提取医生感兴趣的病患区域,就成为目前一个紧迫的实际应用课题。

在图像的产生、传输和变换过程中,由于多种因素的影响,往往使图像与原始景物之间或原始图像之间产生某些差异,这种差异称为变劣或退化。图像的变劣使得从图像中获取各种信息造成困难和不便。因此,有必要对变劣的图像进行恰当的处理。图像增强就是采用一系列技术手段对图像的某些特征,如边缘、轮廓、对比度等进行调整,来改善图像的视觉效果或者将图像转换成一种更适合人或机器进行分析的形式,以便于图像的显示、观察或进一步处理。通过图像增强可以有选择地突出某些感兴趣的信息,图像增强并不增加图像数据中的信息内容,它只是增加了所选择特征的动态范围,从而使这些特征检测或识别更加容易,以充分提高图像的使用价值。

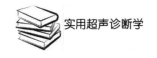

(一)超声波的发展史

最早的超声其实并不是用于人体疾病的诊断,而是首先应用于工业探伤中的,主要用来检测一段钢锭中是否还有气泡,早年上海江南造船厂就是用这个方法来检测造船的钢材是否合格。

1. 工业探伤仪进入医学殿堂

1956年,瑞典的L Leksell教授首先将工业超声引入医学殿堂。在国内,1958年,上海第六人民医院归国华侨安适先生在国外资料中看到,可用工业探伤仪作医学超声诊断的报道,就向医院领导提出进行超声诊断研究的设想,得到当时的朱瑞镛院长的支持,向江南造船厂借来一台工业用A型超声探伤仪,同时请来有关的工程师,并在医院内积极组织有关各科医师参与超声的研究工作。研究获得初步成功,引起医学界的重视,朱瑞镛院长成立了上海市超声医学会应用研究小组(后改为上海市超声医学研究组),自任组长,定期开会开展研究工作,并发表多篇论文,先后举办了4期超声诊断学习班,编写了国内第一本超声诊断专业书籍《超声诊断学》。至此,中国超声界也奠定了坚实的第一步,上海六院因此成为"中国超声诊断发源地"。

2. 国内以及世界超声仪器的发展

早期中国超声医学发展的速度几乎与国际水平持平,1961年,上海第一医学院仪器修配厂就研制成功60-1型A、BP超声诊断仪,就是现在最常用的B型超声的雏形。不久该厂就和中山医院徐智章教授合作研制成功国内第一台M型超声,这为心脏疾病的超声诊断开了先河。之后,上海宇宙医疗仪器厂也和仁济医院一起开发出了D型(Doppler,多普勒)超声诊断仪。至此,目前常规超声诊断所涉及的"基本武器"均已齐备。

国际上,1952年美国D H Howry和Bilss最早开始使用静态B型超声做肝脏标本的显像。到了20世纪60年代,就有了类似现在的实时显示人体内情况的各类B型超声显像仪,期间代表人物不胜枚举。超声也成了各大国际大型医疗厂商重点研发的项目,纷纷投入巨额资金研发。至20世纪80年代,彩色多普勒技术终于大放异彩,使大家第一次在银幕上亲眼看到了人体内血液流动的状况,那就是我们通常所说的彩超了。

说到这里,有一个人值得一提,那就是日本著名超声医学专家和贺井敏夫教授。1978年,他随日本医学代表团来我国访问,携来一台Aloka 202型超声诊断仪,帮助国内由于10年文革中断研究的中国超声学界重新回到了世界超声医学大家庭,此后全国各家医院分别引进超声仪器,超声诊断开始在全国普及。

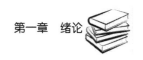

　　随着科技的日益发展,现在,超声早已不是单调而简单的黑白线条,而是能实时三维显示人体运动的高科技产品了。超声医学已形成具有中国特色的三级独立学科,超声技术已发展到新的高度,它以无辐射、无创或微创、灵活实时、蕴含的高科技成分正在展示着无穷的魅力和广阔的应用前景。

　　早在 18 世纪,意大利传教士兼生物学家斯帕兰扎尼研究蝙蝠在夜间活动时,发现蝙蝠靠一种人类听不到的尖叫声(即超声)来确定障碍物。蝙蝠发出超声波后,靠返回的回波来确定物体的距离、大小、形状和运动方式。超声在医学上的应用开始于 20 世纪 20 年代至 30 年代,而超声诊断的研究始于 20 世纪 40 年代。1929—1935 年,苏联的 Sokolov 应用超声波探测金属物体。1931 年,Mulhauser 应用超声探测固体中的裂痕。Fireatone 和 Simons 分别于 1940 年和 1945 年发明了超声回波示波器。

　　(二)超声波诊断史

　　到了二战期间,人们利用超声波的回波形状和振幅来对潜水艇进行探测,随后,日本的研究人员开始致力于探究超声波在医学上的应用。直到 50 年代美国和欧洲的一些国家才知道了日本有关超声波的研究成果。随后,研究人员纷纷将其有关超声波的研究成果应用于诊断胆石、乳房肿块和肿瘤等。1942 年奥地利的 Dussik 率先使用 A 型超声波探测颅骨,了解骨质变化,从而拉开了超声诊断的序幕。于 1949 年 Dussik 最先获得了脑室的超声波形。1951 年 J. J. Wild 和 John M. Reid 研制成功手动接触式 B 型扫描仪观察离体组织中肿瘤和活体中的脏器。1954 年 Hertz 和 Edle:研制成 M 型超声心动仪,来诊断心脏疾病。1955 年 Wild 介绍了直肠内体腔探查的平面位置显示器。1972 年,Bom N 研制成电子线性扫描 B 型成像仪,从此进入了超声图像诊断的新阶段。同样,日本是第一个将多普勒超声应用于心脏血管诊断的国家。1983 年日本 Aloka 公司首先将彩色多普勒血流成像技术用于开发心脏疾病的诊断。

　　近十余年来,超声医学的发展尤为迅速,各种新技术应运而生,继 Cormack 和 Housfield 于 1969 年发明 X – CT 后,1975 年 Greenleaf 又研制出以衰减系数和声速为参数的超声 CT,开创了定量超声诊断的新途径。1981 年 Diamagn。等将超声与内窥镜技术结合在一起,制造出超声内窥镜,使超声扫描由体表进入了内脏器官,为肠胃、肝胆胰疾病的诊断提供了直接信息。1982 年美国的 Bommer 和日本的 Namekawa 又分别设计出不同型号的彩色 Doppler,它是继连续波和脉冲波式 Doppler 谱析显示之后的第三代 Doppler 超声仪,因其能给人以直观的循环血流图像,展示心脏和血管内血流时间和空间信息,故有"无创伤性心血管造影术"之称。

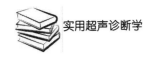
（三）超声波治疗史

超声治疗起步相对早于超声诊断，但其发展却不及超声诊断。超声治疗是指将超声波施加于人体病患部位而达到治疗的效果。

早在 1915 年法国科学家 Langevin 在研究超声水压探测时，就发现了强超声对鱼类等水中小动物产生致死效应。于 1922 年德国首先获得了超声治疗的发明专利。1933 年 Pohlman 将其用于治疗神经痛。70 年代后，随着整个科技的飞速发展，超声治疗技术又开始活跃起来，并在若干方面取得重要的突破，如超声外科、超声治癌及体外冲击波和超声碎石术。超声外科在骨、脑神经、矫形外科、眼科及肿瘤、息肉摘除及减肥手术中均得到有效的推广应用，并充分显示出它特有的优越性。透热治癌方法正在继外科、化疗、放疗之后作为第四种疗法日益受到重视，而超声热疗由于其安全、可控，适于对深部肿瘤加热而倍受青睐。此外，超声药物透入疗法、超声雾化吸入疗法、超声牙科、超声穴位疗法及声电协同疗法等，也都相继得到发展。1980 年 Chaussy 研究的体外震波碎石术在治疗肾、胆结石方面具有独特价值。应用超声波治疗疾病性要基于如下三种超声波与生物组织相互作用的效应：

1. 温热效应

超声波通过介质传播时，部分声能将被生物组织吸收，因而会产生局部温度升高的效应。高强度聚焦超声加热治癌技术就是利用此效应进行治疗的方法之一。

2. 机械效应

超声在介质中传播时，会引起介质质元的振动，其位移、速度、加速度、压强等力学量所引起的效应，称为超声波的机械效应。超声波机械效应可引起机体的若干反应：引起组织细胞内物质运动，起到一定的按摩作用；引起扩散速度和膜渗透性改变；促进新陈代谢，加强血液和淋巴循环，提高再生功能等。超声波机械效应使细胞内部结构发生变化，导致细胞一系列功能变化。如神经生物电活性降低，致使脊髓反射幅度降低，在大剂量超声波作用下更为明显，从而起到镇痛的作用。

3. 空化效应

超声波辐射到体内液体时，在一定声强下造成气泡的产生、膨胀以及崩溃效应，称为超声波空化效应。此效应往往使生物组织受到严重的损伤，造成较大的破坏作用。

（四）我国超声医学发展史

我国的超声医学的发展较欧美、日本等国家要晚。1953 年开始用 800KHz 频率的超声波治疗疾病。1958 年 11 月，上海第六人民医院最先使用 A 型超声仪诊断肝、胆、肾、乳腺肿瘤。1961—1963 年燕山、徐智章、王新房、郭万学、周永昌、朱世亮等分别介绍了 A、D 型超声波诊断肝硬化、心脏病、肝脓肿、颅内肿瘤的研究。尤其是周永昌报道的 M 型超声描记早孕胎心的经验,较国外同类报告早 3 年,已达世界领先水平。1964 年国产心动图、心电、心音三参数诊断仪问世。但由于十年动乱的破坏干扰,使我国的超声医学和工程技术一度停滞不前,处于相当落后状态。1975 年以后国内超声医学又基本走向正规。80 年代初超声波与祖国医药学结合,开创了中西医结合超声波治疗的先例。北京、上海等地分别对冠心病、腹泻、神经痛进行了超声穴位治疗,疗效甚佳,并有取代传统针灸之势。超声波导入板兰根治疗病毒性肝炎、导入益母草解除血栓闭塞性脉管炎,超声雾化吸入银黄、野菊花治疗慢性支气管炎等均获成功,且有效率高达 90% 以上,这些成果的取得,不但推动了世界超声医学的前进,同时也标志着颇具我国特色的超声医学的形成。

（五）超声波成像的特点

超声成像就是用超声波获得物体可见图像的方法,由于声波可以穿透很多不透光的物体,故利用声波可以获得这些物体内部结构声学特性的信息。

作为现代医学四大影像技术之一的超声波成像（Ultrasonic Imaging）是极为普遍应用的技术,是无法取代的,其优点为:

①超声波为非电离辐射,在诊断所用功率范围内对人体是无损伤的。

自超声波应用于医学诊断上以来,一直有人致力于研究超声波对人体组织的效应,但是,迄今为止尚未发现因诊断用量问题而使超声波对人体产生危害。因此,超声波被广泛应用于对胎儿的检查。在这个方面,X 射线是无法替代超声波的,因为 X 射线具有较大的危险性,不可对孕妇应用,大剂量的 X 射线不仅杀伤大量白细胞,还会导致一些严重的疾病,比如癌症、白血病和白内障等。

②在对软组织进行诊断时,超声波的鉴别力较高,具有优势。

X 射线一般采用透射式成像方式,因为 X 射线在人体里传播时,其穿透力很强,可以穿透人体的某一部分组织。一般将接收底片放置于人体受 X 射线照射的对侧,用以记载透射过来的 X 射线的剂量。根据底片曝光强度的不同,可以区别所穿透的组织特征。由于骨骼和软组织的电子密度显著不同,所以根据底片很容易区分骨骼和软组织的分界面。但是,软组织各部分之间无明显差异,所以 X 射线很难区别。

超声波在生物组织中的穿透力有限,衰减严重,所以超声波成像多为反射式的,即通过接收超声波的反射回波来判定组织特征。当声波遇到组织界面时,将产生回波,回波中蕴含了组织界面的信息,可用来对软组织界面成像。

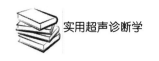

③超声波成像仪器使用方便、价格便宜。

超声波成像仪器体积小,探头由技术人员持于手中对人体进行检测,因此,适用于身体某一部位的扫描成像。同时,由于超声诊断对人体无损害,所以不需要屏蔽设施。目前超声成像仪器正具有超过 X 射线成像的发展势头,成为使用最为广泛的医学成像工具。

虽然超声波成像具有以上优势,但是,它也存在着自身的缺点:与 X 射线相比,超声波的传播速度要小很多,而且超声波在介质中要发生折射、散射、衰减和多普勒等物理反应,致使提取超声回波中携带信息的工作量很大,图像重建要复杂很多。另外,图像对比度差、信噪比不好、图像的重复性依赖于操作人员。

(六)发展现状

随着科学技术的飞速发展,超声医学诊断的新技术也不断地出现。医学超声成像系统向更高层次发展,其目标主要是:利用更多的声学参数作为载体,以获取体内更多的生理、病理信息;提高图像质量,使图形清晰;显示更为细微的组织结构。从工程技术角度看,医学超声成像在彩色血流测量技术、全数字化超声波诊断技术、谐波成像技术、三维超声成像技术、超声造影成像技术、宽频带成像技术等方面的发展特别引人注目。

近年来经颅多普勒(Transcranial Doppler,TCD)诊断仪应用低频多普勒超声,通过颞部、枕部、眶部及颈部等透声窗,可以显示颅内脑动脉的血流动力学状况,因而受到临床医师的广泛应用和重视。

超声诊断仪从采用模拟技术发展到采用模拟/数字混合技术,到 20 世纪 90 年代出现了全数字式声束技术。由于计算机技术的广泛应用,人们可以根据声束形成的特点,通过计算机来控制每个与图像质量密切相关的参量(如声学透镜、声束孔径、超声基阵旁瓣和发射波形的形状等),使图像质量有了极大的改善。

以二维平面成像的功能为主,加上血液流动的彩色多普勒超声成像功能在内的超声诊断仪,在市场上已经广泛出现。

新型的彩色三维 TCD 仪采用独特的颅脑血管扫描技术,同步对颅内血管的 X、Y、Z 三维空间坐标参数进行检测并输入计算机,重建颅内血管的三维图像,并可以在颅内血管多普勒信号模拟三维图上选择样点,显示脑血管血液的流速和流向,用于脑血管疾病的诊断、功能评论、危重病人的监护及预防保健等。具有三维空间超声技术的诊断仪可显示三个截面:纵截面、横截面和水平截面,并可对空间的所有平面的结果进行扫描、存储、分析。随着全自动三维超声扫描和三维图像存储技术的应用,使人体受

检脏器的解剖学分析更加完善。计算机可将收集的超声回波信息按所需显示的图像进行处理、演算、重建,因而可以提供多方位

有临床意义的超声图像信息。

新型超声探头的设计以及大规模集成电路的应用对未来的发展也是十分重要的基础研究。与 X－CT 及磁共振三维成像相比,超声三维成像具有对人体无创、无电离辐射、设备价格低、临床使用方便等优点。正因为如此,近几年来超声三维成像技术的发展是十分迅速的,正具有超过 X－CT 的势头。

总之,超声诊断技术发展迅速,超声图像的质量和分辨率大幅度提高,临床诊断和应用的范围愈来愈广。目前超声诊断技术已从形态学过渡到生物力学、生物物理学的分析阶段,即从静态到动态,从定性到定量,从模拟到全数字化,从单参数到多参数,从二维到三维显示,多普勒彩色血液显示代替了创伤性导管检查,使超声影像学技术产生了质的飞跃,进入了超声影像学发展的黄金时代。

超声医学是现代医学史中发展最快、普及最广、渗透最深和实用性最强的新兴学科之一。超声医学随着声学物理技术、现代计算机技术的发展而迅速发展,从早期的 A 型、M 型一维超声到实时二维超声、彩色多普勒和能量多普勒显像、动态三维超声,以及二次谐波、超声造影、介入性超声等新技术,在诊断学及治疗学中发挥着日益重要的作用。

超声医学已由过去的只显示解剖结构向着同时显示功能信息的方向发展。超声不仅对病灶部位、大小、形态等特征的描述,而且通过彩色多普勒血流显像,能量多普勒血流显像和声学造影技术,观察脏器的血流灌注状态。肿瘤血流的灌人和流出状态,显示病变的血供和代谢状态,为疾病的诊断提供更丰富的信息;以造影剂为载体还可以将某些药物或抗体携带到靶区,依靠超声在局部的照射、微泡破裂释放药物或抗原抗体反应,出现靶区组织的回声改变,以达到诊断和治疗的目的。未来的影像医学将向着生物医学成像如分子、基因成像的方向发展。

随着计算机技术的迅猛发展,影像归档和通信系统(Picture Arch Ⅳ ing and Communication System,PACS)应运而生,将医学图像资料转化为数字信息,通过高速计算机设备及通信网络,完成对图像信息采集、存储、管理、处理及传输功能,使图像资料得以有效管理和充分利用。实现影像资源共享,极大的方便医疗、教学、科研工作。

介入性超声成为超声医学发展的热点。超声引导下准确获取组织学标本,进行病理组织学诊断、免疫组化、分子生物学监测。超声引导囊肿、脓肿的治疗在很大程度上替代外科的开腹手术。以超声引导下肝癌的介入性治疗为代表的各种肿瘤灭活技术

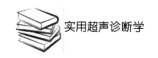

在理论和实践上都逐渐走向成熟。介入性治疗追求根治性疗效的"肿瘤原位灭活新概念",已经成为超声引导下肿瘤治疗的基本原则。内镜超声技术成为术前确定肿瘤分期的必要检查。术中超声为外科手术提供了更大的帮助。超声医学的发展必然对从事本专业的人员和专业教学提出新的要求。

二、超声原理

超声是指高于人耳听觉范围的声波,通常是指频率高于 20kHz 的高频振动机检波,应用于医学诊断的超声频率一般在 1MHz 至几十 MHz 之间。

超声在医学中的重要作用在于它不但可以穿透人体,而且可以与身体组织相互作用。超声在临床应用中主要分为诊断与治疗两个方面:超声诊断采用的是较高频率(多在 2MHz 以上)与较低声强的超声波,高频可提高对组织的分辨率,用以获得清晰、细致的声像图,而低声强则可降低对组织损伤的副作用。超声治疗采用的是较低频率(通常 < <1MHz)与较高声强的超声,低频超声增大对组织的穿透率,而高声强(特别是聚焦后)超声可对组织产住:生物效应,用于选择性地破坏局灶性病变。

(一)超声诊断设备与种类

超声诊断主要应用超声良好的指向性和与光相似的反射、散射、衰减及多普勒(Doppler)效应等物理特性,采用不同的扫查方法,将超声发射到人体内,并在组织中传播,当正常组织或病理组织的声阻抗有一定差异时,它们组成的界面就会发生反射和散射,再将此回波信号接收,加以检波等处理后,显示为波形、曲线或图像等。由于各种组织的界面形态、组织器官的运动状况和对超声的吸收程度等不同,其回波有一定的共性和某些特性,结合生理、病理解剖知识与临床医学,观察、分析、总结这些不同的规律,可对患病的部位、性质或功能障碍程度做出概括性以至肯定性的判断。

超声诊断仪由主机和探头构成,均包括发射、扫查、接收、信号处理和显示等五个部分。超声诊断仪的种类很多,而且互有交叉,按照显示回波方式和空间的不同,主要包括以下几种:

1. A 型(Amplitude Mode)超声

A 型超声是最早出现的一维超声诊断技术,它将声束传播位置上的组织按趾离分布的回波信息在显示器上以幅度调制的形式显示,并从回波的幅度大小、形状及位置进行诊断,回波强则波幅高,回波弱则波幅低。常用 A 型法测量界面距离、脏器径值以及鉴别病变的物理性质,它是现代各种超声成像的物理基础。

2. B 型(Brightness Mode)超声

B 超是把组织的一个断层面上的超声回波信息以二维分布形式显示出来,组织内的散射、反射回波信息以辉度调制方式显示,回波强则光点亮,回波弱则光点暗。光点随探头的移动或晶片的交替轮换而移动扫查,由于扫查连续,可以随点、线而扫描出脏器的解剖切面,它是二维空间显示,又称二维超声。按其成像速度的不同,可分为慢速成像和快速成像。慢速成像只能显示脏器的静态解剖图像,图像清晰,扫查的空间范围较大;快速成像能显示脏器的活动状态,也称为实时显像诊断法,但所显示的面积较小。按照扫描方式的不同,又可分为电子线性扫描、电子凸阵扫描、机械扇形扫描等。

3. M(Motion Mode)型超声

M 型超是在辉度调制型中加入侵扫描锯齿波,使回声光点从左向右自行移动扫描,故它是 B 型超声的一种特殊的显示方式。常以此法探测心脏,可获得心脏结构与运动变化、血流时空信息及其周邻关系等定量结果,也称作 M 型心动图。

4. D(DopeIer)型超声

D 型超声采用多普勒效应原理设计,也称多普勒超声。利用多功能彩色多普勒可获得头部、颈部、心脏、腹部、胎儿等的二维图像;利用多普勒超声听诊能够早期听取胎心、胎动及进行胎心的监测等;彩色多普勒超声可显示血流的向背方向(颜色的深浅代表血流的快慢),使用伪彩色编码技术标明动脉图中血流的方向和速度,从而能够显示血管的模拟三维图像。

5. 三维超声

计算机技术的发展已使三维超声成像成为现实。三维超声成像需要特殊的探头和软件以收集并产生图像,构成立体图像的方法有数种,目前面市的仪器多为在二维图像的基础上利用计算机进行三维重建,尚未达到实时三维图像。三维图像使得容积测量更为精确,诊断更为精细、准确,医生可以很容易地诊断出组织的异常。

在产科成像中,三维扫描可以了解胎儿的发育状况,尤其是在先天疾病的诊断方面,如先天性脊柱、嘴唇、手指、脚趾和耳朵等缺陷及先天性胎儿心脏畸形的诊断。

虽然超声诊断仪器多种多样,但应用领域各有不同。在国内目前最常用于前列腺诊断的是二维 B 型超声诊断仪,我们在课题中用到的图像就是从 B 超上采集下来的图像,下面我们对 B 型超声诊断仪做进一步介绍。

(二)B 超及其成像原理

B 超成像的基本原理是:向人体发射一组超声波,按一定的方向进行扫描。根据监测其回声的延迟时间和强弱就可以判断脏器的距离及性质。经过电子电路和计算

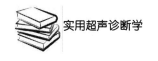

机的处理,形成了我们见到的 B 超图像。B 超的关键部件就是我们所说的超声探头,其内部有一组超声换能器,是由一组具有压电效应的特殊晶体制成。这种压电晶体具有特殊的性质,就是在晶体特定方向上加上电压,晶体会发生形变,反过来当晶体发生形变时,对应方向上就会产生电压,实现了电信号与超声波的转换。

B 超成像的工作过程为:当探头获得激励脉冲后发射超声波(同时探头受聚焦延迟电路控制,实现声波的声学聚焦),然后经过一段时间延迟后再由探头接受反射回的回声信号,探头接收回来的回声信号经过滤波、对数放大等信号处理,然后由 DSC 电路进行数字变换形成数字信号,在 CPU 控制下进一步进行图像处理,再同图表形成电路和测量电路一起合成视频信号送给显示器形成我们所熟悉的 B 超图像,也称二维黑白超声图像。

所谓彩超并不是看到了人体组织真正的颜色,而是在黑白 B 超图像基础上加上以多普勒效应原理为基础的伪彩色而形成的。那么何谓多普勒效应呢?当我们站在火车站台上听到从远处开来的火车汽笛叫声会比远离我们的火车汽笛叫声音调要高,也就是说对于静止的观测者来说,向着观测者运动物体发出的声波频率会升高,相反频率会降低,这就是著名的多普勒效应。现代医用超声就是利用了这一效应,当超声波碰到流向远离探头液体时回声频率会降低,流向探头的液体会使探头接收的回声信号频率升高。利用计算机伪彩色技术加以描述,就能判定超声图像中流动液体的方向及流速的大小和性质,将此叠加在二维黑白超声图像上,形成了彩超图像。

(三)超声图像的采集

在处理超声图像之前,我们需要采集到大量的超声图像用于实验研究,这就要求我们必须对超声图像采集系统和主要的采集方式有一定的了解。

1.超声图像采集系统

常见的超声图像采集系统主要包括二维 B 超成像系统和三维超声重建系统,下面我们将对它们的结构、组成部分及工作原理做一简要介绍。

(1)二维 B 超成像系统

由于电子技术的发展,实时 B 型超声显像仪应用于临床,它可以实时获得人体器官组织的解剖结构图像,为诊断疾病提供了大量直观的信息,由于它具有非侵入性、实时、操作简便等优点,已成为各级医院的重要常规设备。

B 超的显示方式采用亮度调制方式来显示回波信号的强弱,回波幅度大,亮度强,幅度小,亮度弱,B 型超声其换能器即探头所发射和接收的超声波方向按一定规则扫查某平面,所显示的即为该平面的二维截面图像。B 超系统主要组成部分包括:

①探头:即超声换能器,发射与接收超声波,一般有电子相控阵探头,电子凸阵探头和电子线阵探头;

②发射电路:提供高压电脉冲给换能器,使探头发射超声波;

③接收隔离与放大:为接收微弱回波信号,并提供足够大回放信号给后级处理,故需进行高增益放大:为防止高压发射脉冲击损高增益放大器,必须加接收隔离电路;

④检波:检出回波信号的振幅;

⑤信号处理与视放:视放将检波后的信号放大到显示器所需电平,信号处理将根据不同的显示方式和要求而放大;

⑥显示器:以适当方式显示出回波信息:

⑦时序电路:提供发射触发电信号、TGC 控制信号、显示器时基等。

(2)三维超声重建系统

三维超声系统结构,系统是一台普通二维 B 超,一块基于 PCI 总线结构的图像采集卡和一套微机组成。将超声探头扫查得到的组织超声图像,通过超声三维重建系统处理,最终直观真实地显示出来,便于临床医生进行观察、切割、测量,达到准确评估诊断的目的。

①图像采集:按照一定的扫查方式,获得一系列二维图像系列,经采集卡完成图像的模/数转换,送至后续三维重建系统处理;

②预处理:数字图像多以多媒体文件格式(AV I)或扫描仪文件格式(iZ. A. Aw)存储于计算机中,为方便利用各种图像编辑器处理超声图像,要将其转换为常用的图像文件 BMP 格式。另外,超声图像的分辨率和对比度较小,噪声回波干扰较大,有必要采用一些噪声抑制方式,消除或减弱噪声信号的影响;

③断层定标:是系统关键组成部分之一,确定断层间的位置关系,以保证三维重建的保真度;

④目标图像分割:为了满足临床医生明确诊断的要求,有必要将感兴趣目标从背景图像中分割提取出来,便于进一步观察、测量、分析;

⑤体数据建立:完成将一系列不规则排列的二维图像转换到三维晶格坐标系;

⑥显示:即三维图像的可视化,将三维数据投影到二维显示平面上,除要求达到形象逼真的显示效果外,还要求提供快速完整地理解病人脏器组织的解剖结构与功能。

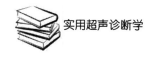

三、超声成像的理论基础

(一)超声诊断的理论依据

1. 超声波的物理特性

超声波是一种频率超过人类听觉上限的振动波。一般指频率在20kHz以上的声波。当超声波传经两种声阻抗不同的相邻介质的界面时,若其声阻抗差大于0.1%,而界面又明显大于波长,即大界面时,则发生反射,一部分声能在界面后方的相邻介质中产生折射,超声波继续传播,遇到另一个界面再产生反射,直至声能耗竭。反射回来的超声波称为回波。声阻抗差越大,则反射越强。如果界面比波长小,即小界面时,则发生散射。超声波在介质中传播还发生衰减,即振幅与强度减小。衰减与介质的衰减系数成正比,与距离平方成反比,还与介质的吸收及散射有关。超声波还有多普勒效应(Doppler effect),活动的界面对声源做相对运动时可改变反射回波的频率。这种效应使超声波能探查心脏活动、胎儿活动以及血流状态。

超声的频率在20K赫兹以上,是正常人耳听不到的。超声检查是利用超声在人体的不同组织器官的物理特性差异,用显示设备将超声检测情况显示出来,为疾病的临床诊断的提供依据的检查方法。20世纪40年代初就开始探索利用超声技术检查人体组织,20世纪50年代已经可以实现器官的超声层面图像构建,20世纪70年代初又发展到了实时显像超声技术,可用于观察心脏及胎儿活动。超声设备不像MRI和CT设备那样昂贵,超声检测可以获得组织器官的任意断面图像,成像较快,诊断及时,无痛苦和辐射危险,属于无损检查。因此,超声检测在临床上应用很广泛,是医学影像学不可或缺的。但是,超声图像的空间分辨率和对比分辨率没有MRI和CT那么高。

超声是一种由物体的机械振动而产生的机械波。它的物理参数包括波长、频率和传播速度等。医学上使用的超声频率范围为2.5～10MHz,比较常用的是介于2.5～5MHz之间的超声波。超声的传播需要传输介质,在不同的介质中传播速度不同,在气体中最慢,固体中最快,液体中传输速度介于气体、固体之间。超声在人体软组织中传输有一定的声阻抗,声阻抗等于超声速度和该传输介质密度的乘积。

超声具有良好的指向性,在介质中直线传播。直线传播是超声可以用来对人体器官进行探测的前提条件。当超声传输到两种声阻抗不同的相邻介质的界面时,只要两种介质声阻抗差大于0.1%,而且界面又明显大于波长,则发生反射。有一部分声能在界面后方的相邻介质中产生折射,超声继续传播,遇到另一个界面再产生反射,直到声能耗尽。从界面反射回来的超声称为回声。声阻抗差越大,则界面反射就越强,如果界面比波长小,则发生散射。超声在介质中传播,振幅和强度都会减小,发生衰减。活动的界面对超声源做相对运动可以改变反射回声的频率,这叫作超声的多普勒效应。多普勒效应在临床上可以用来探查心脏活动和胎儿活动以及血流状态。

2. 超声波的物理参数

超声波和一切波动一样,具有频率(f)、声速(c)和波长(λ)三个物理量,三者之间的关系可用下列公式表示:$c = f * λ$。

频率(f):单位时间内质点振动的次数,一般以每秒振动次数表示,以 Hz 为单位,每秒振动 1 次为 1Hz。

声速(c):单位时间声波传播的距离,常用单位为 m/s。波长(λ):声波传播过程中相邻的两个周期中,对应点的距离或相邻的两个波峰或波谷间的距离,常用单位为 mm。

声阻抗(Z):表示介质声学特性的一个重要物理量。声阻抗(Z)等于介质的密度(P)和声速(C)的乘积,即:$Z = PxC$,当 P 的单位是 $g/cm3$ 时,声阻抗的单位是瑞利。声阻抗值一般为固体 > 液体 > 气体。

波长、声速、频率和声阻抗这几个参数是超声诊断中最常用的物理量。

3. 医学超声波

在医疗振动超声影像设备中使用的超声波,基于探查深度和分辨率两方面的综合考虑,频率一般在 1~5MHz,低于 1MHz 时分辨率太低,高于 5 MHz 时在人体内衰减太大,穿透深度不够。低频主要用于深部组织和器官的诊断,高频则用于眼科等表浅部位的诊断。同时,为了避免产生生物效应,诊断用的超声波的功率一般在 $1mW/cm^2$ ~ $10mW/cm^2$ 之间。超声波需要在介质中传播,其速度因介质不同而异,在固体中最快,液体中次之,气体中最慢。在人体软组织中约为 1500m/s。介质有一定的声阻抗,声阻抗等于该介质密度与超声速度的乘积。

在医学超声中可以看到血液、脑、脂肪、肾、肝、肌肉中的超声波的波速大致在 1500 m/s 左右,可以近似认为超声波在人体组织中的波速都一样,这是目前各种超声诊断仪器检测脏器大小的基础。也就是说,目前用同一个标准测量不同脏器的大小,实质上是假设了它们的超声波速是相等的。

4. 超声成像的基本原理

人体结构非常的复杂,各种器官与组织,包括病理组织,都有它特定的声阻抗和衰减特性。超声进入人体内,由表面到深处,会经过不同声阻抗和衰减特性的器官与组织,导致超声产生不同的反射和衰减。我们将接收到的回声,根据回声的强弱,用明暗

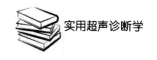

不同的光点将其显示在屏幕上,就可以显示出人体的断面超声图像。人体器官表面的被膜与其下方组织的声阻抗差很大,可以形成良好的界面反射和完整而清晰的周边回声,从而显示出器官的轮廓。根据周边回声可以判断器官的形状和大小。超声经过不同的人体组织,其内部回声可以是无回声、低回声或不同程度的强回声。

超声波成像采用高频声波作为其成像声源,超声波就是被检查的人体组织结构的反射声波。超声探头是一个电声换能器,它将高频电信号通过探头晶体的振动,转换为超声波。当超声进入人体组织内,超声探头将反射回来的超声波转变为高频电信号,在荧光屏上显示出来。超声波技术的进步和发展,使它的应用范围得到极大的扩展,如血管、心脏、乳腺以及囊肿的鉴别和各种外科手术。

超声诊断主要是应用超声波的反射、散射、衰减以及多普勒(Doppler)效应等物理特性。由于人体不同组织器官或同一组织器官处于正常与病变状态下的声学特征阻抗不同,当一束超声波发射强度处于安全范围之内射入人体后,表面到深部,将经过不同声阻抗和不同衰减特性的器官与组织,从而产生不同的反射与衰减,就会引起强度不同的反射或者折射回波,这种不同的反射与衰减是构成超声图像的基础。再将此回波信号接收,加以处理显示,根据图形显示的反射信号的多少、强弱、分布规律的不同对人体器官的形态或病变部位进行分析,然后做出判断。比如:声束通过肿瘤组织时,声能的吸收和衰减现象就比较明显。

根据超声经过的器官不同或者经过的是否为病变部分,其回声可分为:无回声、低回声和强回声。

(1)无回声

是超声经过的区域没有反射,成为无回声的暗区(黑暗),可能由下述情况造成:

①液性暗区:均质的液体,声阻抗无差别或差别很小,不构成反射界面,形成液性暗区,如血液、胆汁、尿和羊水等。这样,血管、胆囊、膀胱和羊膜腔等即呈液性暗区。

②衰减暗区:肿瘤,如巨块形癌,由于肿瘤对超声的吸收,造成明显衰减,而没有回声,出现衰减暗区。

③实质暗区:均质的实质,声阻抗差别小,可出现无回声暗区.肾实质、脾等正常组织及肾癌可呈现为实质暗区。

(2)低回声

实质器官如肝,内部回声为分布均匀的点状回声,在发生急性炎症,出现渗出时,其阻抗比正常组织小,透声增高,而出现低回声区(灰影)。

（3）强回声

可分为较强回声、强回声和极强回声。①较强回声：实质器官内组织致密或血管增多的肿瘤，声阻抗大，反射界面增多，使局部回声增强，如癌、肌瘤及血管瘤等，呈现密集的光点或光团（灰白影）。②强回声：介质内部出现带状或块状强回声区（白影），由于透声差，下方声能衰减，而出现无回声暗区，即声影（acoustic shadow）。③极强回声：含气器官如肺、充气的胃肠，因与邻近软组织的声阻抗差别极大，声能几乎全部被反射回来，不能透射，而出现极强的光带。

5．几种类型的超声波

（1）A 型（Amplitude Mode）超声

A 型超声是最早出现的一维超声诊断技术。它将反射波在荧光屏上显示出来，根据反射波的振幅和形态，来分析被检人体内组织器官的形态变化。横坐标代表回波的时间（即：反射面与发射超声波的探头所在位置的距离）；纵坐标代表回波信号的强弱，回波强则波幅高，反之，回波弱则波幅低。A 型超声就像一把尺子，常被用于测量反射界面距离、脏器径直以及确定病变的位置、形状等。但是，它却不能直接反映组织器官的真实情况。其他各种超声成像技术都是在 A 型超声的基础上发展起来的。

（2）g 型（Brightness Mode）超声

由于 A 型超声诊断法存在不直观和不形象的缺点，所以自从 20 世纪 60 年代起，A 型超声诊断仪逐步向 B 型超声（简称 B 超）诊断仪过渡。B 超仪采用二维亮度（Brightness）调制方式来显示回波信号的强弱，因而得名为 B 超。它反映的是人体器首某一断面上的信息。X 轴代表声束对人体扫描的方向；Y 轴代表声波传入人体内的时间或者深度，其亮度由对应空间点上的超声回波幅度调制。回波强，则光点亮，反之，回波弱，则光点暗。从物理上来看，一帧 B 超图像大体上可看成是人体内这个断面上阻抗变化界面的分布。

自从 1950 年 B 超被用于妇产科后，便成为现代妇产科医院中不可缺少的一项技术。目前，B 超的应用面很广，它几乎可以对人体所有的脏器进行诊断，如心、肝、胆、胰、肾、眼、乳房和妊娠子宫等。

B 超图像显示的就是声束扫描的人体断面。如果显示的图像是与声束相垂直的某一等深断面，则称为 C 型（Constant deep Mode）超声；如果显示的断面虽与声束垂直但不是等深，而是自由选择的曲面，则称为 F 型（Free section Mode）超声。C 型与 F 型超声显像仪已开始用于乳房病变诊断。

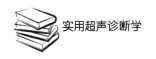
（3）M 型（Motion Mode）超声

M 超采用亮度方式来显示回波幅度,横坐标代表不同的时刻,纵坐标代表人体的深度,因此,M 超显示的是一维空间组织的运动（Motion）轨迹图,是一种动态显示方法。目前,M 超在心血管以及心脏疾病的诊断中作用巨大。

（4）多普勒（Doppler）超声（D 型超声）

多普勒效应是为了纪念奥地利物理学家 Christian Doppler 而命名的,他于 1842 年首先提出了这一理论。当火车以恒定速度驶近时,汽笛发出的声波的波长缩短,好像被压缩了,因此,在一定时间间隔内传播的波数就增加了,观察者感受到声调变高;相反,当火车驶向远方时,声波的波长变大,好像声波被拉伸了,因此,声音听起来就显得低沉。

首先将多普勒效应原理应用于超声诊断的是日本学者村茂夫等人。他们研究发现,由于存在多普勒效应,当一束超声波射入一个移动物体时,其反射回波的频率会发生改变,把这种频率的改变称为多普勒频移。频移的程度与相对运动速度呈正比。距离变近则频率增加,距离变远则频率减少。其增减的数字（差频）可用检波器测出。因此,Doppler 诊断仪常用于检查运动目标,如血流的速度、方向、有无异常及胎心、胎动等。目前,利用多普勒频移的超声诊断仪器的种类很多,如:胎儿听诊仪、血流检测仪、多普勒诊断系统和彩色血流显像仪等。

（二）超声波的衰减

超声波在介质中传播时,随着传播距离的增加,声强逐渐减弱,这种现象称为超声波的衰减。在医学超声中,衰减系数往往作为组织定征和疾病判别的一个重要参数。衰减是指任何引起声波能量重新分布或者改变的过程。超声波在人体组织中的衰减可分为散射和吸收两部分。

当超声波与载波介质相互作用时,由于介质中的粒子或界面,而使超声波的波前方向、振幅、相位和频率发生变化的现象称为散射。

根据散射粒子或散射物的大小,可将超声波在生物中的散射分为三类:当散射物的尺寸远大于超声波波长时,可视为在介质界面上的反射、折射和透射;当散射粒子的尺寸远小于超声波波长时,为瑞利散射;当散射粒子的尺寸与波长的量级相当时,为衍射。这些现象都使原入射波的传播方向发生改变,因而使得超声波的能量在空间上重新分布。

由超声波成像的原理可知,散射是实现超声成像的最基本现象。由于散射波携带了被测介质的结构信息,因而散射波的分析和屏幕显示就反映了组织的形态状况。

超声波在传播过程中,部分声能量会被生物组织吸收,从而导致超声波能量的减少。超声波频率愈高,介质的吸收愈多。当超声波在生物组织中传播时,由于声波与生物组织间的相互作用,会引起一系列的物理化学变化。一部分声能量将转化为介质的热能、化学能、势能等。按机理的不同可将这些吸收过程分为如下九种。

①黏滞阻尼引起的吸收。

②由热传导引起的吸收。

③由热辐射引起的吸收。

④由声波对介质中分子的固有自由度和平移自由度的平衡态的扰动所引起的吸收。

⑤由声波对介质中同分异构体之间的平衡态的扰动所引起的吸收。

⑥由声波对介质中单体和二聚体以及多聚体之间平衡态的扰动所引起的吸收。

⑦由声波对介质的远程有序平衡度的扰动所引起的吸收。

⑧由相位转换和扩散所引起的吸收。

⑨由磁流体动力学相互作用而引起的吸收。

一般称前两类吸收为经典吸收,而将其余的统称为弛豫过程或弛豫吸收。尽管散射和吸收统称为衰减,但是两者在对超声波的作用效果上是有区别的。在散射过程中,超声波的能量形式始终保持为机械能,而发生变化的是能流的方向和分布;而在吸收过程中,超声波的能量转化为热量或者其他形式的能量。

人体组织的声学特征:

生物活组织中最基本的单元是细胞。在人体中细胞的尺度多在 $10 \sim 100 \mu m$ 之间。超声波声强的不同,其对活细胞的作用也不同。在医学诊断中,低强度的超声波仅能使细胞受到微小机械损伤或有微小温度变化;高强度的超声波,会杀死、毁坏细胞。

在人体中,根据组织功能的不同,可分为上皮组织、肌肉组织、神经组织和结缔组织四种基本类型。

上皮组织仅是一个表面薄层组织,所以它在超声波与人体的作用中不是主要因素,我们可以不予考虑。

肌肉组织的密度、声速、声阻抗率、声衰减系数等声学特性高于水或其他松散结构生物软组织。同时,这种束状结构又使肌肉组织和超声波的相互作用与波的走向和肌肉束的轴向之间的夹角有关。

神经细胞除了在脑和脊髓中较为集中外,在其他各处都是伸展开的,所以仅仅在

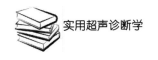

脑子和脊髓中传播的超声波会受到神经组织的影响。

结缔组织中对超声波的传播影响很大的只有骨组织和血液。骨组织的密度是一般软组织的 1.7 倍,而且可压缩性远小于软组织。所以,超声波在骨组织中的速度和声阻抗率都远远高于在软组织中的。由于骨组织与软组织声阻抗率的差别较大,所以超声波在骨组织与软组织交界面处产生很强的反射波,同时声波也是很难穿透骨组织的。

血液由血红细胞和血浆组成,血细胞的尺度远小于超声波的波长,可造成瑞利散射。目前一般使用多普勒技术测量血流速度和方向。

(三)超声图像斑点的产生原理

超声回波反射技术是超声检测中最常用的技术之一,同时,超声成像也是利用超声波反射后的回波进行成像。然而,在使用超声回波反射技术时,由于回波的干涉效应以及散射回的超声波束之间存在相互干扰,当相关辐射源射出的两束回波发生重叠时,在通过回声成像技术获得的超声图像上呈现为颗粒状,也就是论文中所论述的超声图像斑点噪声。

超声波进入人体组织后的反射和散射波经过超声探头接收和仪器的分析显示就生成了超声图像。临床超声检测过程中,由于人体软组织声阻抗的不均匀性和空间分布的随机性,形成了大量随机分布的散射粒子,散射粒子产生彼此相关的散射波。散射波在空间某一点相遇时,产生相长干涉和相消干涉,散射粒子问的相互干涉产生的回波信号和对超声波的散射叠加起来,使得反射回探头的信号成为一个振幅不定的信号,此信号在超声图像中表现为亮暗不定的斑点,即超声图像的斑点,一般称为超声图像的斑点模式(speckle pattern)。

从上面的论述我们可以看出,医学超声图像中亮暗程度不一的斑点是散射点间的干涉现象形成的,斑点并不是人体组织内散射粒子的真实图像。

(四)计算机在超声检测中的应用

计算机技术的飞速发展,使得计算机可以应用到更广的领域,如工业、服务业、医疗等行业都离不开计算机。计算机及电子技术的飞速发展,为信息处理提供了越来越快,越来越多元化的计算工具和处理技术。利用计算机对图像进行处理的数字图像处理技术就是其中一种计算机应用。

利用计算机处理超声检测信号,可以提取超声信号中的特征信息,可以很方便地获取包含于超声信号中的有用诊断特征信号。为准确诊断提供可靠的检测依据。利用计算机对超声检测中得到的超声图像进行处理,能得到精度高、直观、分辨率高的超声图像,以此提高获取诊断信、的准确性。

超声图像数字处理技术包含超声检测图像的数字化、图像增强、图像重建和图像分析,图像噪声抑制等多方面的内容。通过计算机,可以研究针对超声图像的处理算法,可以很便捷的将数字图像处理的研究结果应用到超声图像中,以此获得有效的诊断信息。超声图像中包含的斑点噪声影响诊断信息的准确获取,给诊断带来困难。因此,研究超声图像去斑算法,降低噪声,能提高获取诊断信息的准确性。利用计算机模型仿真斑点噪声,为研究、验证去斑算法提供了客观对象。而对于超声图像的研究应该建立在二维图像的基础上,因此,研究计算机仿真的二维超声图像斑点模型就更有现实意义。

1. 超声医学图像去噪的背景和国内外研究现状

基于超声图像中的斑点在超声图像中的价值,存在两种不同的观点。一种观点认为它是一种噪声,影响了图像的清晰度与质量,因而试图用各种方法来平滑这种斑点;另外一种观点则认为它是一种结构性的信号,反映了成像介质的结构信息,因此,可根据其特性来区分正常与异常组织,确定病变部位等。以上两种观点是从不同的角度而得出的,但是大多学者支持第一种观点,认为斑点是一种噪声,严重影响了对病变的诊断。因此,我们试图找到合适的去噪算法来抑制超声图像中的斑点噪声。

常规的图像去噪方法主要有两类:一类是基于空间域,对图像像素进行局部邻域处理,如中值滤波、统计滤波、均值滤波等;另一类是基于频域,对整幅图像进行全局处理,如低通滤波、Wiener 滤波等。

2. 基于小波变换的超声医学图像去噪算法

小波变换克服了傅里叶变换没有任何局部化特性和短时傅里叶变换固定分辨率的缺陷,希望用于信号分解的基函数是持续时间很短的高频函数和持续时间很长的低频函数。小波变换在图像处理领域得到了广泛的应用,例如图像压缩、去噪、分割等。小波变换对处理非平稳信号、短时瞬态信号等效果比较明显。因此,小波变换在兼顾平滑噪声和保留图像边缘特征方面具有很好的前景。小波变换抑制噪声的方法很多。早期的小波去噪采用有损压缩技术,先对包含噪声的信号进行正交小波变换,然后选定一个固定闰值与小波系数进行比较,当小波闭值低于此系数则舍去。后来,Donohon&Johnstone 提出了"小波收缩"信号去噪方法,该方法通过对小波系数进行非线性处理来恢复噪声中的信号,较大程度上消除了图像噪声,它的去噪效果超过了一般的线性去噪技术。很多学者应用小波方法对超声图像进行处理,如查代奉提出了基

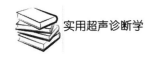

于多层小波分解与稳定分布的超声图像散粒噪声抑制新方法;徐新艳提出了基于非参数自适应密度估计理论的医学超声图像去噪方法,李虹提出了基于二进小波阈值决策的血管内超声图像噪声抑制,他们采用的阈值都是固定的。在小波变换中,噪声的小波系数和高频信号的小波系数区分不是绝对的,如果使用固定的阈值,那么当阈值过高容易造成高频信号的丢失,阈值过低则易残留过多的噪声。使用小波变换抑制噪声,容易引起边缘模糊,多幅去噪后的超声图像融合还是存在一定程度上的边缘模糊现象,如何改进这种现象还需要做进一步的研究。因此,如何消除小波阈值去噪方法在图像去噪过程中产生的不良影响仍然是当今研究的热点问题。

3. 基于神经网络的超声医学图像去噪算法

神经网络滤波具有自组织和自学习能力,在图像处理领域有着越来越广泛的应用,但是单一神经网络系统很难有效滤除噪声。为了在一定程度上改善一般神经网络滤波的效果,我们将其与模糊数学、小波、形态学等方法相结合。但是,神经网络滤波的运算量大,计算时间久,不适合实时显像的超声医学图像的去噪。下面我们介绍一种适合对实时成像进行处理的滤波方法—脉冲耦合神经网络。

脉冲耦合神经网络(PCNN)是第三代神经网络技术,它有生物学背景,PCNN 的图像处理方法比传统方法进行图像处理更加优越,并且其运算速度快,特别适合对实时成像的处理。目前脉冲耦合神经网络用于图像滤波,主要针对椒盐噪声和高斯噪声。但是对于斑点噪声这一特殊的噪声,目前还没有将 PCNN 应用于超声医学图像去噪的研究,主要是因为脉冲耦合神经网络难以有效的确定斑点噪声的位置和合适的处理方法。

4. 基于数学形态学的滤波方法

数学形态学的基础是膨胀与腐蚀,它是一种非线性滤波方法。数学形态学方法最早是对二值图像进行滤波,利用一个结构元的小集合对图像进行膨胀、腐蚀等集合运算,从而达到去噪的目的。随后形态学被应用到灰度图像的处理,二值化形态学中用到的交、并运算也分别被最大、最小极值运算代替。此后随着形态学和其他学科的交叉结合,又出现了许多新算法:Sinha 和 Dougherty 将模糊数学应用到数学形态学领域,形成了模糊数学形态学;赵志华提出了基于形态学的 ECG 小波自适应去噪算法。

第二节　超声诊断的基本原理

医学超声波检查的工作原理与声呐有一定的相似性,即将超声波发射到人体内,当它在体内遇到界面时会发生反射及折射,并且在人体组织中可能被吸收而衰减。因为人体各种组织的形态与结构是不相同的,因此其反射与折射以及吸收超声波的程度也就不同,医生们正是通过仪器所反映出的波形、曲线,或影像的特征来辨别它们。此外再结合解剖学知识、正常与病理的改变,便可诊断所检查的器官是否有病。

目前,医生们应用的超声诊断方法有不同的形式,可分为 A 型、B 型、M 型及 D 型四大类。

A 型:是以波形来显示组织特征的方法,主要用于测量器官的径线,以判定其大小。可用来鉴别病变组织的一些物理特性,如实质性、液体或是气体是否存在等。

B 型:用平面图形的形式来显示被探查组织的具体情况。检查时,首先将人体界面的反射信号转变为强弱不同的光点,这些光点可通过荧光屏显现出来,这种方法直观性好,重复性强,可供前后对比,所以广泛用于妇产科、泌尿、消化及心血管等系统疾病的诊断。

M 型:是用于观察活动界面时间变化的一种方法。最适用于检查心脏的活动情况,其曲线的动态改变称为超声心动图,可以用来观察心脏各层结构的位置、活动状态、结构的状况等,多用于辅助心脏及大血管疫病的诊断。

D 型:是专门用来检测血液流动和器官活动的一种超声诊断方法,又称为多普勒超声诊断法。可确定血管是否通畅、管腔是否狭窄、闭塞以及病变部位。新一代的 D 型超声波还能定量地测定管腔内血液的流量。近几年来科学家又发展了彩色编码多普勒系统,可在超声心动图解剖标志的指示下,以不同颜色显示血流的方向,色泽的深浅代表血流的流速。现在还有立体超声显像、超声 CT、超声内窥镜等超声技术不断涌现出来,并且还可以与其他检查仪器结合使用,使疾病的诊断准确率大大提高。超声波技术正在医学界发挥着巨大的作用,随着科学的进步,它将更加完善,将更好地造福于人类。

B 超也称为二维超声,分为黑白的和彩色的两种。原理很简单,就是向体内发射超声波,超声波也是声音的一种,具有穿透能力,并且和所有的声音一样,遇到屏障会产生回声,不同的屏障回声的方式也不同,利用电脑收集这些回声,转化为相应的图像在屏幕上显示出来。

彩超其实还是黑白的,而三维、四维彩超在做出三维、四维图像的时候才可能是土黄色,也并非彩超就是彩色的。之所以被称为彩超,是因为会用彩色标注心脏、血流等指标。彩超简单地说就提高清晰度的黑白 B 超再加上彩色多普勒,既具有二维超声结构图像的优点,又提供了血流动力学的丰富信息。彩超的分辨率会比一般黑白 B

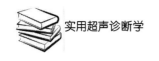

超高一些,所以在需要做比较细致的检查的时候,更多的医生愿意通过彩超来检查。例如,因为彩超能用彩色标注血流,所以当脐带绕颈的时候就会看见宝宝的脖子上呈U形或者W形的血流,对是否脐带绕颈也就一目了然了。目前用于产检的超声波一般都是二维的。

三维彩超、四维彩超的图像是后期生成的,并不是说观察到的图像就是三维、四维的,而是仍然用普通彩超观察,然后通过仪器中的转换软件将观察到的平面图像转成三维、四维的立体图像,使不懂B超图像的人也能看出胎儿的模样。而三维和四维的区别就在于在一个"时间维",也就是说,前者是图片,后者是录像,可以让孕妈妈看到胎儿一连串的动作。

一、基本原理及仪器简介

（一）超声的概念

超声波是声波的一种,是机械振动在弹性介质中的传播;频率在16～20000赫(Herz)的声波人耳可以听到称为可闻声波;频率高于20000赫兹的声波,人耳听不到称为超声波。

（二）超声的物理特性

1. 超声场特性

超声在介质内传播的过程中,明显受到超声振动影响的区域称超声场。超声场具有以下特点:如果超声换能器的直径明显大于超声波波长,则所发射的超声波能量集中成束状向前传播,这现象称为超声的束射性(或称指向性)。换能器近侧的超声波束宽度与声源直径相近似,平行而不扩散,近似平面波,该区域称近场区。近场区内声强分布不均匀。近场区以外的声波以某一角度扩散称远场区。该区声波近似球面向外扩散,声强分布均匀,但逐渐减弱,换能器的频率愈高,直径愈大,则超声束的指向性越好、其能量越集中。

2. 超声的反射与散射

（1）声阻抗

介质的密度与超声在介质中传播速度的乘积称声阻抗。声阻抗值一般为固体＞液＞气体。

超声在密度均匀的介质中传播,不产生反射和散射。当通过声阻抗不同的介质时,在两种介质的交界面上产生反射与折射或散射与绕射。

（2）反射、折射与透射

凡超声束所遇界面的直径大于超声波波长（称大界面）时，产生反射与折射。成角入射，反射角等于入射角，反射声束与入射声束方向相反。垂直入射时，产生垂直反射与透射。反射声强取决于两介质的声阻差异及入射角的大小。垂直入射时，反射声强最大。反射声能愈强则折射或透射声能愈弱。进入第二介质的超声继续往前传播，遇不同声阻抗的介质时，再产生反射，依次类推，被检测的物体密度越不均匀，界面越多，则产生的反射也愈多。

（3）散射与绕射

超声在传播时，遇到与超声波波长近似或小于波长（小界面）的介质时，产生散射与绕射。散射为小介质向四周发散超声，又成为新的声源绕射是超声绕过障碍物的边缘，继续向前传播。散射回声强度与超声入射角无关。

3. 超声衰减

超声在介质中传播时，随着传播距离的增加，声强逐渐减弱，这种现象称为超声的衰减。引起衰竭的主要原因是介质对超声的吸收（黏滞吸收及热传导吸收）。超声频率愈高，介质的吸收愈多；其次为能量的分散如反射、折射、散射等。使原传播方向上的能量逐渐减弱。

4. 多普勒效应

声源和接收体做相对运动时，接收体在单位时间内收到的振动次数（频率），除声源发出者外，还由于接收体向前运动而多接收到（距离/波长个）振动，即收到的频率增加了。相反，声源和接收体作背离运动时，接收体收到的频率就减少，这种频率增加和减少的现象称为多普勒效应。

（三）超声诊断基础

1. 人体组织的声阻与衰减系数

超声诊断是通过人体各种组织声学特性的差异来区分不同组织。按照声学特性。人体组织大体上可分为软组织和骨骼两大类，软组织的声阻与水近似，骨骼则属固体。人体组织的声速、声阻抗、声吸收系数、衰减系数等反映人体组织的基本声学特性，人体不同组织的声学特性不同。人体各种软组织的平均声速约为 1540 米/秒，声衰减系数约与声频率成正比。声频率 1 兆赫时，衰减系数约 1 分贝/1 厘米。

超声在人体内传播时，在两种不同组织的界面处产生反射和折射，在同一组织内传播，由于人体组织的不均匀性而发生散射。超声通过不同器官和组织产生不同的反射与散射规律，仪器利用这些反射和散射信号，显示出脏器的界面和组织内部的细微

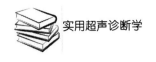
结构,作为诊断的依据。

2. 正常脏器的回声规律

含液体脏器如胆囊、膀胱、血管、心脏等,壁与周围脏器及内部液体间为界面、液体为均匀的无回声区。

实质性软组织脏器如肝、脾、肾等脏器均有包膜,周围有间隙,内部各有一定结构,如肝可以显示脏器轮廓、均匀的肝实质与肝内管道结构。

含气脏器如肺、由于肺泡内空气与软组织间声阻差异极大,在其交界面上产生全反射(几乎 100%),并形成多次反射,即超声不能进入正常肺泡。胀气的胃肠亦如此。

正常骨骼与周围软组织的差异大,在软组织与骨皮质交界处产生强反射,进入骨骼的超声由于骨松质组织吸收极多而不能穿透(除颅骨外)。其后方形成无回声区称声影。

3. 病变脏器的回声规律

当脏器有病变时,由于病变组织与正常组织的声学特性不同,超声通过时产生不同正常的回声规律,各种病变组织亦各有其声学特性、其反射规律亦不相同。如肝内液性病变为无回声区,肝癌为强弱不均的实质性回声区、边缘不整齐,胆囊内结石则在无回声区中有强回声光团,后方有声影。

4. 超声多普勒

利用多普勒效应原理检测运动物体。当发射超声传入人体某一血液流动区,被红细胞散射返回探头,回声信号的频率可增可减,朝向探头运动的血流,探头接收到的频率较发射频率增高,背离探头的血流则频率减低。接收频率与发射频率之差称多普勒频移或差频。

连续波多普勒以频谱显示,可单独使用,亦可与二维超声心动图结合。接收取样线经过部位上所有频移信号,其优点为可以测定高速血流,常用于测定心脏瓣口狭窄或反流的高速血流。缺点为不能区分信号来源深度。

脉冲波多普勒亦以频谱显示,与二维超声相结合,可以选择心脏或血管内任一部位的小容积血流显示血流实时频谱,频谱可显示血流方向(朝向探头的血流在基线上,背离探头的血流在基线下),血流性质(正常的层流呈空窗型,湍流则呈充填型),血流速度(频谱上信号的振幅)、血流持续时间(横坐标显示时间)。可供定性、定量分析。其特点为所测血流速度受探测深度及发射频率等因素限制。通常不能测高速血流。

彩色多普勒:脉冲多普勒原理,在心脏或血管内多线、多点取样,回声经处理后进行彩色编码,显示血流速度剖面图,以红色代表朝向探头的血流、蓝色代表背离探头的血流、与二维超声心动图套叠显示,可直观地显示心脏或血管的形态结构及血流信息的实时动态图像,信息最大,敏感性高,并可引导脉冲或连续多普勒取样部位,进行定量分析。

5. 超声对人体的影响

超声是一种机械能,超声的产热和空化效应在人体内是否产生,取决于使用仪器的功率和频率,现在超声诊断仪的功率为 10 毫瓦/平方厘米,(超声治疗仪为 0.5~2.5 瓦/平方厘米),根据国内外实验研究证明对机体无损害作用,但对胎儿的检查时间不宜太长。

(四)超声诊断仪简介

超声诊断仪由两大部分组成,即超声换能器及仪器。

1. 超声换能器(Transducer)

超声换能器是由压电芯片组成,芯片受电信号激发发射超声,进入人体组织,遇不同声阻界面产生反射与散射、芯片又接收回声信号,转换成电信号、送入仪器。芯片将电能转换成声能(发射),又能将声能转换成电能(接收),称之为声电换能器。

2. 仪器

目前所用超声诊断仪多应用超声脉冲回波技术,将接收到的回波信号、经过放大并显示在显示屏上。根据显示的方式不同,分为 A(Amplitude)型、M(Motion)型、B(Brightness)型及 D(Doppler)型已为临床广泛应用。其他如超声全息、超声 CT 及超声显微镜等目前尚处于研制阶段。

(1)A 型

属一维超声、回声强度以振幅显示、探头由单晶片构成,主要用于腹部、头颅、眼、胸腔等检查,现多已淘汰。

(2)M 型

一维、光点显示、光点的亮度代表回声强弱、探头为单晶片,用于心脏、胎心、血管检查、显示心脏、血管结构的活动规迹曲线图又称 M 型超声心动图。

(3)B 型

以二维、光点显示。

①机械扫描:由单个晶片摆动或三个晶片转动扫描,探头内晶片由微电机带动,作扇形扫描、图像呈扇面形。

②电子扫描仪:探头内有多数晶片构成,又可分为①线阵:由数百个小晶片、排列

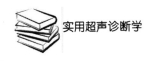

成线形。②凸阵:由数百小晶片排成弧形。③相控阵:由 32~64 个晶片排成方形或矩形。显示图像呈矩形或扇形,线阵与凸阵主要用于腹部、扇形主要用于心脏。

现代高分辨力、高灵敏度仪器都具有实时(real time)显像,显示动态图像、灰阶(gray scale)编码及动态聚集功能,横向分辨力达 2~3mm。时间增益补偿(Time gain compensation),以补偿由超声衰减造成的深部组织显示不清的缺陷。采用数字扫描转换器(Digital scan converter),增加了很多附加功能。如图像处理,图像轮廓增强,探头位置显示、字符显示、局部放大、停帧、拼幅、电子标尺,面积及心功能自动显示,产科胎儿测量计算及预产期显示等,便于临床使用。并多附有摄影、录像及打印机(printer)等现代记录设备,记录静态的或实时图像供会诊或教学用。

(4)超声多普勒仪

①连续波多普勒:一维、频谱显示、探头内有二个晶片一收一发,用于检测高速血流。

②脉冲波多普勒:一维、频谱显示,探头由单晶片组成、兼收、发。常与二维超声相结合,用于检测血流速度、方向、性质等。

③彩色多普勒:二维、光点显示、以伪彩色代表血流方向、性质及速度。

多普勒用于检测心腔及血管内血流。彩色多普勒仪都具有 B 型、M 型、连续波、脉冲波多普勒功能、根据需要任意选择使用。

(五)超声诊断术语

1.B 型超声法

又称二维超声扫描,超声切面显像,超声断层法,其图像称声像图。

2.声像图命名

(1)以回声强弱命名

强回声光点或称高水平回声。中等回声光点可分为较强或较弱回声。低回声光点、低水平回声或暗淡光点。

(2)以回声分布命名

分布均匀与不均匀。

(3)以回声光点形态命名

①光点:亮度不同的回声小点。

②光团:多数光点集中成团状。

③光带:多数光点排列成带状。

④光环:光点排列成环形。

⑤光斑:较弱的多数光点集中成片状。

⑥管状结构:两条平行光带间为无回声区。

(4)暗区:无回声区

①液性暗区:边缘有明确光带,内部无回声,后方回声增强,如胆囊。

②实质暗区:正常灵敏度下无回声或回声极低,适当加大增益后回声增强,如肾实质。

③衰减暗区:在某些脏器或病变之后的无回声区。在含气脏器产生多次反射,声能减弱,回声消失。在骨骼、结石及钙化病灶后方向由于反射及吸收,回声突然消失称声影。

二、超声诊断学及其发展简史

超声显像是20世纪50年代后期发展起来的一种新型非创伤性诊断的临床医学新技术。它是研究和运用超声波的物理特性、成像原理以及人体组织器官的解剖、生理、病理特征和临床医学基础知识,以观察人体组织、器官形态和功能变化的声像表现,然后分析归纳,探讨疾病的发生发展规律。从而诊断与治疗疾病的临床学科—超声显像诊断学。

早在1942年奥地利 K.J Dussik 使用 A 型超声装置,用穿透性探测颅脑。1949年该氏报道成功地获得了头部包括脑室的超声图像。1951年 Wied 和 Reid 首先应用 A 型超声对人体的检查并报道了乳腺癌的回声图像。1954年 Donald 应用超声波作妇产科检查,随后开始用于腹部器官的超声检查。1958年12月我国上海首先使用 A 型超声对肝癌、葡萄胎和宫颈癌等疾病进行扫查,到60年代中期,A 型超声法在我国已普及应用。1964年 lallagen 首先应用 Doppler 法检测胎心及某些血管疾病。1973年荷兰 Bon 首先报告实时超声显像仪,它是最早真正用于检查诊断心脏病的切面实时超声显像仪。20世纪70年代脉冲多普勒一与二维超声结合成双功能超声显像,能选择性获得取样部位的血流频谱。快速富利叶转换技术的应用,可直接从示波屏测量各种数据,取得某些既往只有用侵入性方法才能获得的血流动力学资料。80年代以来,超声诊断技术不断地发展,应用数字扫描转换成像新技术,图像清晰、分辨力高,脉冲与连续频谱多普勒联合应用等,进一步提高了诊断的准确性。80年代彩色多普勒新技术的兴起,能实时地获得异常血流的直观图像,不仅在诊断心脏瓣膜病与先天性心脏疾病方面显示出独特的优越性,而且可以用于检测大血管、周围血管与脏器血管的病理改变,在临床上其有重要的意义。介入超声的广泛应用与完善,超声便成为诊断、治疗

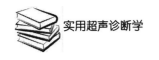

和疗效观察"整体化"的先进技术之一。近期又发展了宽频带与彩色多普勒超声"能量造影"新技术,使超声显像的临床应用更为广泛。

三、超声显像诊断的任务

(一)普查疾病

近年来,由于 B 超诊断仪分辨力的提高发展和广泛应用,不少地方已作为肿瘤普查的重要方法之一。如日本已将超声对乳腺的防癌列入普查的项目之一,普查后应做出正常、可疑、良性或恶性病变的诊断。1977 年日本和贺井曾普查了 4143 名妇女,认为需要复诊的 509 人,占 12%;经筛选需全面检查者 76 人,占 1.8%。最后确诊为乳癌者 2 人,纤维腺瘤 5 人,纤维囊性病 33 人。这说明超声显像普查对妇女早期发现乳癌有一定意义,特别是对年轻妇女、妊娠期或不宜接受 X 线照射者,超声诊断价值更大。

随着超声显像仪分辨力的改善,对早期肝癌的诊断较为敏感,与 CT 类似,优于同位素。一般直径 lcm 以上的肝肿瘤即可显示,此时临床尚无任何症状和体征,甚至化验亦无异常,而 B 超一般较临床出现症状早 2~3 个月甚至 1~2 年以上发现早期肝癌病变,故可利用这一早期发现的优势及早处理,为外科手术可能性及手术方案设计提供重要参考依据,所以 B 超诊断可作肝癌普查的工具。

(二)诊断疾病

过去许多临床上难以发现及不能确诊的疾病,应用超声显像可以早期发现,并早期明确诊断口。例如眼科诊断非金属异物时,在玻璃体混浊情况下可以显示视网膜及球后病变。对心脏的先心病、风心病、心房黏液瘤的 B 超检查有特异性,可代替大部分心导管检查。还可根据心壁外液性暗区来确诊心包积液;根据室壁的厚度、左室流出道及二尖瓣曲线的改变来确诊肥厚性心肌病。此外对血管的通断、血流方向、速度的测定可广泛应用。早期发现肝占位病变的检出已达到直径 lcrn 水平。可清楚显示胆囊、胆总管、肝管、肝内胆管、胰腺、肾脏、肾上腺、前列腺、膀胱等,能检出有无占位性病变。尤其对积液与囊肿的物理定性和数量、体积等测定都相当准确。对各种管腔内结石的检出率高出传统的检查方法。对妇产科更解决了过去许多难以检出的疑难问题。如能对胎盘定位、羊水测量、单胎或多胎妊娠、胎儿发育情况及有否畸形、胎儿存活与否和葡萄胎等做出早期诊断。并能确诊附件有无囊肿(如卵巢囊肿或输卵管积水等)。

此外。介入超声的推广应用,在临床上发现和怀疑腹腔内有占位性病变,经 B 超证实者均可作超声引导下穿刺细胞学检查或组织学检查,这通常用十肝、肾、胆、胰等占位病变及腹部其他有关器官肿瘤的良性、恶性鉴别诊断,也适用于囊肿或脓肿的确诊。

心脏超声造影与彩色多普勒。适用于多种心脏病和血管疾病,确定心脏解剖结构,心内血液分流,又见察静脉畸形引流,探测瓣膜关闭不合,心功能与血流动力学的变化等。特别是对心内血液分流者的确诊提供重要的依据。

1.肿瘤的治疗及疗效观察

国内外已开展利用超声引导向肿瘤内注射酒精、抗肿瘤药物、干扰素等治疗肿瘤,并用 F3 超追踪观察治疗效果,此外癌肿的手术一切除及放射治疗的情况可用 B 超来观察疗效并能观察癌肿是否复发或转移情况。

国外 Holm 等人应用 $0.8 \times 0.45mm$ 的同位素微粒,在超声引导下放入肿瘤的不同部位,使肿瘤得到高量的照射,这种局部疗法,主要适应于手术无法切除而对放射线敏感的肿瘤并能观察疗效情况。

2.有关器官结石疗效观察

如肝胆系结石(包括体外碎石)非手术疗法的疗效观察。

有关器官组织炎症感染、脓肿的抗感染治疗的疗效观察及胸水、腹水病人的穿刺定位和疗效观察。

对于腹部脓肿(膈下脓肿、肝脓肿、肾周围脓肿、盆腔脓肿和肠间脓肿等)的超声引下穿刺引流、排脓,可做脓液的培养和药敏试验并能用 B 超观察疗效情况。

用于心脏病手术(如心脏瓣膜置换术、心房黏液瘤手术切除术)后的疗效观察。

妇产科用 B 超来观察官内胎儿发育迟缓(IUGR)治疗后的疗效观察及观察宫内胎儿生长发育情况。

(三)其他

超声显像是 20 世纪 80 年代以来发展十分迅速的医学新技术,在诊断和治疗疾病等方面显示出巨大的生命活力。介入性超声是指在超声引导下完成的诊断和治疗操作,包括超声引导下细针穿刺活检、少量组织的一切割病检、休内液体穿刺抽吸、穿刺注入造影剂造影摄片、体腔内扫查与胎儿宫内诊断等。介入性的体腔内扫查更是近年的新进展,目前开展得比较广泛的是食道内超声、腹腔镜超声扫查、胃镜超声显像、阴道与直肠内超声、经尿道膀胱内和血管内超声扫查等。这些体腔内超声显像技术有助于观察体内组织器官的细小病变及其病变周围的情形,对进一步确定病变的良、恶性和肿瘤的分期上有重要作用。术中超声探头的应用又丰富了超声显像的临床内容,除

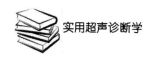

了神经外科使用术中探头非常普遍外,肝胆疾病、腹腔以及后腹膜内肿块病灶的定位诊断和了解病灶内部回声结构等方面有着十分积极的意义。血管内探头能对血管内栓塞或血管狭窄进行明确诊断外,还能应用于消除血栓与扩张血管的治疗工作。

此外,超声显像对脏器移植工作方面也起着重要的作用,彩色多普勒可以观察移植脏器的供血情况,能实时直观地显示出脏器内的血管血流及血流动力学的变化,较早地预测出排异反应,从而成为器官移植中不可缺少的辅助工具。随着超声显像更加深入与广泛地开展,对骨骼、关节疾病,肺组织与纵隔肿瘤,以及 B 超观察妇女的卵泡发育和排卵规律与内分泌变化的关系,国内外已作了较系统的研究与应用,尤其在生殖工程中检测与引导穿刺卵泡抽吸取卵,无疑是一种较有效的手段。还有三维超声已从实验室进入临床,随着它的开发应用,将会使超声显像技术出现一个崭新的局面。

四、超声显像的物理基础

(一)超声波的定义

振动在弹性介质中传播的现象称作波动,简称波。波的振动次数用频率表示,其单位为赫兹(Hz)。人耳可听觉的声音波动频率是 16 ~ 20000 赫兹之间,超过人耳听阈高限 2 万赫兹的声波叫超声波。医用诊断超声波频率一般为 1 ~ 10 兆赫兹(MHz),最常用是 2.5 ~ 7 兆赫兹。

(二)超声波的主要物理量

1. 周期和频率

质点在介质中的一次全振动,即质点在平衡位置来回振动一次所需的时间叫周期(T)。在单位时间内,介质质点完成全振动的次数称频率(f),其单位为周/秒(T/S),也叫赫兹。频率的高低取决于振源的频率,它与周期的关系是:$f = 1/T$

2. 波长

在振动的一个周期内,波所传播的距离就是一个波长(λ),它可以按两个相邻质点稠密的中心点或两个相邻质点稀疏区的中心点进行计算。在同一介质中,波长(λ)与频率(f)成反比。频率越高,波长越短;频率越低,波长越长。在人体内,仪器的最高分辨力相当于半波长。频率越高,分辨力高,而穿透浅;反之则分辨力低,穿透深。医用超声诊断频率的选择,主要依据检查脏器或组织的深浅和病灶的大小而定。

3. 超声波的速度

超声波每秒钟传播的距离叫超声波的速度(C),单位为 m/sec(多以 m/s 表示)。声速、波长与频率之间有如下关系式:

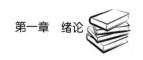

$$C = f \cdot \lambda$$

声速表示振动传播的快慢,它与介质的密度及弹性有密切关系,密度大的介质中声速也大。声速还与介质中的温度、压强及存在的杂质有关。生物组织中的声速一般是用仪器直接测量,血液、脑组织、脂肪、肾、肝、肌肉与人体软组织等,它们的声速大致在1500m/s左右。因此般均近似地认为体内软组织的声速都是一样的,这是目前各种超声诊断仪检测脏器大小的基础。即用同一个标准去测量不同脏器的大小,也就是假设了它们的声速是相等的。但实际上各种软组织的声速是存在着一定差异的。其差异大约在5%左右。若能将软组织声速的差异在超声诊断仪中考虑进去,那么,对于脏器大小与病灶范围的测量将会更准确,显示位置也更为确切。

4. 波幅

声波在传播时,介质质点振动从平衡位置到最大位移的距离为波的振幅,简称波幅。振幅与超声的压强成正比,与介质密度、超声速度以及介质质点振动的圆频率成反比口介质质点的振动是机械能的表现,质点振幅越大,则波的能量也越大。

5. 声阻抗

超声在介质内传播时,有许多物理现象与介质声阻扰密切相关。其中,产生反射的基础之一就是要有一定的声阻抗率。声阻抗(Z)主要反映介质的密度J弹性。它的值等于介质密度(p)与超声速度(C)的乘积。

$$Z = \rho \cdot C$$

物体密度一般是固体 > 液体 > 气体,而超声在介质中的传播速度也是固体 > 液体 > 气体,故声阻抗数值是固体 > 液体 > 气体。

6. 超声波的强度

超声传播时,由于介质质点振动形成稠密区与稀疏区,质点的这种周期性密度改变就构成厂声压。声压是每单位面积下所受的压力,其强弱变动于正值(质点密处)与负值(疏处)之间,所以也称为交变声压强(P)。它与介质密度(ρ)、质点振动速度(V)及超声速度(C)成正比,即:

$$P = P \cdot C \cdot V$$

超声在介质内传播。它的能量随着波动的行进在介质中向前传递,在单位时间内通过垂直于声波传播方向上每单位面积的能量便是超声强度,简称声强。声强的单位是 W/crn 或 mw/crn。对于平面波而言,声强 I 可为:

$$I = P^2 / \rho \cdot C$$

从上式中可见声强(I)与声压(P)的平方成正比,与密度(ρ)和声速(C)的乘积成

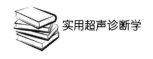

反比。

超声波透过人体后在体内传播,单位时间内所传递的超声量称为超声功率。对一定面积(S)的平面体而言,其发生的超声总功率(W)为声强与面积的乘积,即:

W = I · S

超声强度超过一定限度会对人体组织产生破坏作用,一般为每 cm210mW 以下的诊断用超声强度对人体是安全的。

五、超声显像的基本原理

(一)超声波的产生

超声是机械振动波所形成的,机械振动波在介质中传播时使粒子产生振荡,其振荡的频率超过了人类的听觉范围。产生高频率约声波需耍将一种能里转换成另一种能量的换能器设备,这种设备就是超声仪器中的探头。

探头中的某种陶瓷材料为铅钦酸铅制成的薄膜,在膜的两侧加上正负电压后便发生厚与薄的弹性变形,这种变形使周围介质发生振动,于是就产生了超声波。也就是说,某种物质置于高频电脉冲的交变电场中发生了厚与薄弹性变形后。使周围介质发生振动而产生超声波,平时称此种现象为逆压电效应。由此可见,逆压电效应是电能变为机械声能的过程。与此相反的是某种物质受到机械力量的作用后也会产生形变,并且受力后的薄膜面上将出现异名电荷的电场,这种现象称为正压电效应。逆压电效应发出的超声波在人体组织中传播,遇到声阻抗不同的介质便发生反射,其反射波是一种有规律的机械振动,这种机械振动的力量再作用于探头中的薄膜上,薄膜会发生变形二同时受力作用后的膜两面出现异名电荷而产生电场。即就是说,正压电效应是将机械声能又转变为电能的过程,再把此种电能信息经放大和示波等系统的处理就成了超声波的声像图。

(二)超声波的特性

1. 方向性

超声从换能器发射出来。由于它的频率特别高,波长又十分短。故具有成束状直线传播的特性。换能器晶体的直径大于传播介质内超声波长的倍数越大,则方向性越趋明显。根据 $\lambda = c/f$ 的公式,不难看出:超声的频率越高,波长越短,束射性越强,方向性也就越显著。

超声波从换能器发射后呈束状向前传播,靠近换能器声源攀的声束宽度与换能器直径相等或接近相等,呈现声源与直径相似的圆柱状,此区域称为近场。其长度与换能器直径的平方成正比,与超声波长呈反比。在超声波近场内,声束宽度接近相等且平行,反射最强,失真度小。实时扫描成像多在近场区内。

超声束在近场的远端因扩散角而扩散,扩散后的超声场呈圆锥形状,称为远场。在超声的远场内,声强分布虽均匀,但声束有扩散,反射的声波较弱,失真度高,横向分辨率差,为了清晰显示远场图像,于是采用提升后场增益和深度补偿等方法,从而使深部组织结构也能清楚显。

2. 反射与折射

超声反射与折射是声波传播过程中的物理现象。超声波在均匀的介质中传播,其内各部分的声阻抗相同,则不存在声学界面,也就无任何反射;超声波入射到两种不同声阻抗的介质分界面上,并且其界面的长度大于波长时.超声束的部分声能就会在这个界面上返回,这种现象称为产尾封。超声通过声学界面时,除一部分声能被反射外,另一部分声能则穿过界面而进入第二种介质的现象称为里组。如果入射到界面上的声束与界面不垂直时,则透射过界面的声束方向会发生改变,这种现象就是折射。超声波的反射与折射中,倘若入射声束与界面垂直,反射回声循原入射途径返回,而进入第二介质的透射波的声束方向不变;当入射声束不与界面垂直时,反射回声沿与入射角相等的反射角发生反射,同时,透射声速的方向也会改变。

界面反射是超声诊断的主要基础,如果没有界面反射就得不到所需的诊断信息伊声传播中,当界面与入射波垂直时,可以收到反射回声;相反,若入射波不垂直于界面时,则部分或不能收到反射回声。因此,在实践检查病人的时候,探头必须尽量与皮肤垂直,切忌避免倾斜。

3. 绕射与散射

入射超声遇到小界面障碍物的直径小于1/2波长时,声束会越过或绕过物面而继续前进,这一现象叫绕射。超声在介质中传播如遇到凹凸不平欠规则的小界面,声波向许多方向发生不规则的反射、折射或绕射现象,统称塑山。人体中血流中的红细胞和脏器内部的微级技蜘就是超声发生散射的基本来源。

4. 吸收与衰减

超声波透射入介质后和在介质中传播。由于介质的黏滞性和导热性等因素的影响,会使声能耗损,这一现象称为月慰蛛。介质对部分声能的吸收,超声束在远场的扩散和界面上的反射与折射等,使声能在介质中随着传播距离的增加会逐渐减弱,这种现象叫作衰速。吸收与衰减的程度与超声频率、温度、介质的黏滞性、导热性以及传播距离等因素密切相关。声能被衰减后,能量减小,则反射减弱回声强度亦减低,对深部

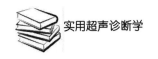

组织的扫查比浅层脏器结构的显示较为困难。

5. 多普勒效应

超声波由声源发射在介质中传播,如遇到与声源做相对运动的接收器或界面,或者当声源、声接收器和声传播介质的界面做相对运动时,其反射的超声波频率或接收器所接收到的声波频率会随界面运动的情况而发生改变,这一现象称为多普勒效应。当声源与声接收器互相接近作相对而来的运动时,反射声波频率即接收器所接收到的声波频率增高;反之,当两者是背离而去的运动时,接收的声波频率降低。声源与接收器相对运动的速度越大,其频率改变量也越大。反射声波与入射声波之间的频率之差称多普勒频移。心脏壁、瓣膜、血管壁的活动以及血液中红细胞的流动等都可以引起超声多普勒效应。

(三)超声波的显像

超声显像的工作一般是由换能器(探头)、发射电路、接收电路和显示系统等主要部分组成。也可以分为主机和探头两大部分。由具有压电效应的天然或人工材料制成压电晶片所构成的探头,其内加电压后产生振动的陶瓷薄膜借助于逆压电效应沿一定方向发出相应频率的超声波。探头接触皮肤后在非常短的时间内超声波入射到人体(约1/10万秒),并且,大约以1530m/sce 的速度在体内组织中传播。由于人体不同脏器或同一眺器内的组织结构存在一定的声阻抗差,超声波在体内传播过程中遇到不同声阻抗的界面后便产生反射,反射同来的声波被探头接收,探头内的晶片借助于正压电效应,将接收到的声波能量转变为电能。这些被探头接收回的微弱高频电信息经主机增幅和检波等复杂处理,然后以不同方式显示出各种不同的图像 r 示波屏上,这就是构成超声显像诊断的,般基础与原理。

(四)仪器种类与扫描才式

1. 超声显像仪种类

超声显像仪的种类比较多。分类也复杂,目前按回声显示的特征一般分为如下主要几种:

(1)A 型(Ampiitude mode)

A 型超声是在示波屏上表现出扫描调制幅度,根据波形的多少、高低及分布状况等来诊断疾病。

(2)B 型(Brightsess mode)

B 型超声是采用辉度调制显示,以不同辉度的光点表示界面反射讯号的强弱。运

用连续方式扫描显示出脏器的二维切面图像,根据图像的外形、轮廓、内部回声及结构特征等诊断疾病。

（3）M 型（Motion made）

M 型超声是应用单轴声波探测距离随时间变化的曲线,垂直方向代表距离或深度变化,水平方向代表扫描时间,从光点的移动及其状况来观察检测脏器的深度与病变情形。

（4）D 型（Doppler）

D 型是超声多普勒诊断法。利用超声多普勒效应,以各种方式显示多普勒频移的频谱图,通过分析多普勒频谱及其音响的信息,了解血流动力学的情况,对心血管和其他脏器的生理与病理作出判断。黑白多普勒有脉冲式多普勒和连续式多普勒两种。

（5）CDF 型（Color Doppler Flow）

CDF 型是彩色多普勒血流显示,采用自相关技术获得并处理血流多普勒信息,经过彩色编码,又组合或实时地叠加到二维灰阶图像上,形成彩色多普勒血流声谱图,实时直观地显示心脏和血管内的血流、直接检测到血流速度轮廓的信息,给临床提供大量的重要资料。

2.超声波声束的扫查方式

B 型超声一切面显像的扫查方式目前应用的种类有许多,归纳起来主要有扇形扫查、线型扫查、梯形扫查、径向扫查、弧型扫查、圆周扫查和复合扫查等,其中最常用的是扇形扫查和线形扫查。

（1）机械扇形扫查

机械扇形扫查是采用机械旋转探头,对人体进行切面扫查。门前,广泛应用的机械扫查有摆动式和转子式:摆动式是利用直流电机等通过转动机构使探头按一定角度（30°～90°之间）来回摆动,发射的声束进入体内后经处理形成相应角度的扇形切面声像图。转子式是多个性能相同的换能器按放在转子上,由马达带动转子转动,每个换能器交换工作。转子转一周,对人体作多次扇形扫查。

运用机械扇形扫查仪,探头直接与体表接触。探头小巧,操作灵活。接触面积小,能避开肋骨的影响,可以从很小的透声窗探测到脏器。待别适应于对心脏的检查,尤其转子式机械扇形扫查探头,转速低,没有加速度,具有噪声小、无振动、扫查线均匀、图像质量好和探头寿命长等优点,是目前采用较多的去种超声显像仪。

（2）线形电子扫查

应用电子扫查仪直接与病人体表皮肤紧密接触,由于探头之间的电子束移动而产

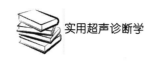

生声束扫查的动态图像。电子控制扫查的线阵、凸阵、相控阵和环阵等是目前临床上广泛应用的超声显像仪。

①线形电子扫查:线形电子扫查探头是 1 毫米左右大小的 60～140 个或者更多到 400 个以上晶片排成长方形的阵列,采用组合工作的方式,在电子开关的控制下按一定的时序和编组进行声波的发射和接收.从而形成超声切面声像图。

②凸阵探头的前面呈凸状形,其原理与线形电子扫查探头牛羊,只不过是探头的前面将晶片排列成弧形凸状。比较适用的曲率半径范围是 15～100mm。

③电子相控阵扫查:电子相控阵扫查,也叫扇形电子扫查探头,它是选用雷达探测目标的相控技术原理.用精密的延迟电路与线形阵列阵元的多晶片分别相连接,由此来控制多阵元探头的声束。这些电路激励列阵的阵元,以可变的延迟间歇。使这些阵元都能参与有关脉冲的产生,从而产生波峰向偏转的方向穿透与传播。达到形成高质量的扇形切面声像图。

④环阵探头扫查:环阵扫查是由 7 片或 7 片以一系列的同心环晶体组成,形成环形阵元的扫查声束,实现实时动态聚焦,可使声束宽度变狭,提高全程的横向分辨力,从而获得分辨率较高的清晰切面图。

⑤多频探头扫查:多频探头是一个探头可发射和接收多种不同中心频率,其中心频率的频带较宽,如 2.5～6MHz 与 5～10MHz 等。每一种多频探头具有多种频率的变换功能(包括二维和多普勒),如中心频率是 5MHz 的探头,其宽频带的变换范围可为 3～9MHz,以适应于同一个探头探测不同深度的病变,获得最佳清晰的信息显示图。

随着电脑超声技术的不断开拓与发展,顺应临床专科的需要,采用机械作径向扫查或屯子扫查,不断产生了各种专用探头。如穿刺探头,它是在线阵探头中央或侧面附加一个穿刺引导装置而制成,可以借助二维切面图像上显示穿刺针的位置进行引导穿刺。体腔探头中的直肠探头、阴道探头、食道探头、尿道探头和血管内探头等,都是通过一定的装置把很小的探头或微型探头引向体腔接近被检测脏器,以期获得更清晰的图像,进一步提高对深部组织的诊断能力。

(五)分辨力与分辨率

分辨力是指超声仪区分两个紧密相邻小反射物界面的能力,也可以说成能够区分或鉴别人体内某一结构的变化或不同于另一结构的能力,通常用可分辨的两目标的最小间距来表示。在单位距离内超声仪能分辨出小反射物的点数则称为分辨率。

1.纵向分辨力

纵向分辨力又称轴向分辨力、距离或深度分辨力,是指沿或平行于超声束方向上

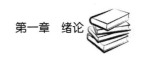

区分两个小反射物目标的最小距离。

2. 横向分辨力

横向分辨力又称侧l旬、方位或水平分辨力。它是指能区分垂直于超声束轴线上相同深度的平面内两个反射物的最小距离。

3. 空间分辨力

空间分辨力是超声仪器显示图像清晰度、分辨细微结构和血流以及反映其正确解剖方位的能力。它由画面的像素总数和声束的特性决定。像素总数可达 516×516 或更多达 1024×1024 个水平。声束特性包含纵向与横向分辨力等。近年来采用实时动态聚焦、可变孔径、双声束发射、跟踪聚焦、数字式声束与多通道和高密度探头等,使空间分辨力大大提高。

4. 甲图像线分辨力

超声显示出的图像清晰度与图像线和帧数有关,而每一帧图像是由许多图像线所构成,在单位面积内线密度越大则图像越清晰,这就是图像线分辨力的含义。

(六)仪器设备的选择

目前临床上使用的仪器种类与型号较多,日常使用的诊断仪一般没有必要过分要求功能复杂和豪华高档的设备。以配备诊断和治疗所必需最小限度的功能、操作简单与容易的仪器设备是比较理想的。对一些大的或教学医院购买仪器设备而言,在考虑临床需要的同时还要着眼于科研与教学的需要。应该尽量选购功能齐全的高档超声仪。在选择购买仪器设备时有许多因素不可忽视,下面主要的几点提供参考。

1. 分辨力

仪器分辨力包含了许多内容,随着电子技术的发展和不少型号高档超声仪的问世。对分辨力概念的认识也在不断扩展,日常用得最多的仍是纵向分辨力和横向分辨力,也称距离分辨力和方位分辨力。仪器的最高分辨力在理论上是等于波长的一半,探头频率越高,波长越短,分辨力越高。分辨力在体外采用水槽的方法能比较准确地测定出来,而在生物体内的测定就难有这样准确。对新仪器分辨力的辨认,可以对健康人或自身扫查肝脏,能清晰地见到肝脏轮廓与包膜的回声,肝实质回声细腻,肝内血管、胆系结构以及肝周毗邻关系都显示明了,彩色血流颜色泌调,多普勒频谱包络线光滑、噪音小,声音悦耳有乐感,并用胶片或打印纸清楚地记录到同一切面声像图等,则这样的超声仪般能胜任日常临床的使用。

2. 图像质量

超声仪器有动态范围(电视控制回声描出的强弱范围)、切面图像的明细度调节

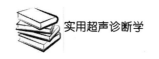

(辉度与对比度的关系)、灵敏度以及清理噪声使境界鲜明等多种画面质量的处理程序。这些处理程序被固定安置在购置的设备内,它们的功能由板面控电盘上配制排列的各种各样旋钮开关控制匀调节。平常,在同等条件使用中,一般都将有关图像质量调节开关或旋钮的大小或高低范围设置在适当位置,然后再生行个别旋钮开关的轻微变更,使切面图像达到显示出理想的水平。日前,要对一幅切面图像做出好的标准化规定尚困难,但在新仪器选购时,扫查正常人的肝脏.适当调格图像质量画面处理程序后,大体上整个一切面图像轮廓清楚,实质回声光点细小均匀,结构层次清晰,浓淡深浅分明,色彩协调和立体感自然等是图像好的主要特征。

3. 探头(换能器)

目前,临床上使用的探失有许多种类,大的或者称广角的凸阵、梯形扫查和线阵式探头比较全面适应全身的脏器检查、小的或者窄角凸阵和扇形探头以探查胰腺和心脏为适宜。还有一些不同形状的适应各专科检查的腔内探头。选购仪器探头时,除了解探头的功能和能扫查出画而好的图像外,还要注意其要具有制作精细、结构牢固、小巧别致与均称、使用灵活,在检查组织器官巾能紧密地接触人体。

4. 记录装置

常用的记录装置有打印机、135 照像机、多幅照相机、录相机、磁盘和拍拉照相机等,其中拍拉照相机,打印机简单易川和成像最快。打印机中黑白热敏打印机是用得最为广泛的,几乎梅台超声诊断仪都已配备,近年不少有彩超的医院也同时配制了彩色打印机。记录材料如胶纸一与薄膜等的选购依据于记录仪的类型,一般要选用那些价格便宜和保存时间较长的材料。

5. 甲仪器的工作环境

仪器工作环境中最主要的是电源、用房大小、室内的温湿度与空气净化少灰上。仪器在良好的环境巾运转,不但能延长设备的使用寿命,而且会提供准确可靠的科学技术资料。

(1)用房

存放仪器房子的面积一般 16~20m² 左右,结构要坚固,密封条件好,要有防尘纱窗并保持室内一定的暗度。房内最好不要有水池类的用水设施,高温天气要有降温空调装置,尽量做到恒温恒湿。工作人员写报告、穿换衣服与洗用水等不要在机房内进行,要在机房旁设有另外的工作室。病人进入检查室之前要在缓冲处换鞋入内,检查床摆放的部位要方便病人就诊,尽量做到病人入室就能上床接受检查,减小病人在机房内的活动范围。

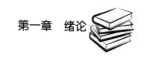

（2）稳压器

电压稳定的电源对仪器正常运转十分重要,因此,仪器启动的电源一定是配备质量较好的稳爪器稳压后的电源。在外接电源电压不稳定的情况下,稳压后电源电压也同时会有升高或降低的波动,但配购稳压器的这种波动幅度一定要非常小。另外,选购稳压器的功率时。稳压器的输出功率要比仪器设备的总功率大 1/2 左右,以保证仪器有一个合适的工作电压。

六、超声显像的诊断基础

应用超声诊断仪,采用各种不同扫查方法,将超声波发射入人体内,并在组织中传播。人体组织的结构极其复杂.不同组织与结构的正常组织各具有不同的声学特征,因而,声阻抗也就存在一定的差异。另外,正常组织与病理组织之间的声阻抗也明显不一样。超声在传播过程中,遇到不同声阻抗组织结构就会发生反射、折射、散时和吸收衰减等现象,显示出各种不同类型或不同特征的声像图。同时,人体组织界面的形态、器官的运动状态和对超声波的吸收程度等各不相同,因此,声像图上除了显示出共性外,还存在一定的特殊性。在观察和分析人体正常组织器官或病理改变的图像时,要注意各脏器内部回声的特征、病理声像的表现以及区分好各种伪像图。

（一）人体组织的回声类型

依据人体同组织的不同声阻抗与结构的均质性以及红细胞在血管内运动的方向与速度不同等,声像图大致有几种主要回声类型。

1. 无回声型

体内的液性物质,内部不存在声阻差,是均质性介质。超声在液性组织内传播时,由于缺少声阴差别,也就缺乏能引起的反射的界面,声学图上表现出无回声暗区,如膀胱中的尿液、血液、房水与玻璃体、体腔积液、羊水、肾积液和各种囊肿内的浆液或黏液等属无回声型。休腔积液合并有感染、脓液与血液等,由于其内含夹有实体成分,灵敏度好的仪器,可以见到无回声区域内参有点状或斑片状回声的图像。

2. 低回声型

人体内实质性器官中,有许多脏器的内部是均质组织结构,内部界面少,声阻差小。反射也少,回声弱,呈现出均匀的低回声图像,如肝脏、脾脏、肾脏、淋巴以及肌性为主的组织结构。

3. 强回声型

某些组织内部结构复杂,成分不一排列欠规律,相互间存在明显的声阻差,超声波

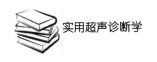

的反射多而强,显示出多反射的强回声,如乳腺、丹包膜与肾集合系统、心内膜与心瓣膜以及眼睛的球后脂肪垫等。

4. 全反射型

含气组织与邻近组织间的声阻抗相差几百倍,超声波遇到它们形成的界面时,其声能几乎全部被反射,表现为强回声的含气型或全反射型声像,如正常肺组织和胃肠道的气体回声等均属全反射型回声。

5. 混合型

有些组织内含有多种成分的复杂结构,即有液性又有实质性或者还同时含有气性成分,于是,在一定范围内就会出现无回声、实质性回声和含气性强回声,形成几种类型的回声交杂一起的混合型间声,如胃和肠道内的回声。

6. 管腔型

比较大的管道,管壁与管内容物以及管壁与周围组织之间存在一定的声阻差,于是管壁出现平行的两条带状强间声,内腔为无回声或者低间声的管腔型声像,如血管,胆管与主胰管等的声像特征属于此种类型。

7. 多普勒声像中的层流频谱

血液在正常管道内流动,红细胞运动的方向和速度几乎相当一致,多普勒频移的增减与大小相似,速度分布剖面图上呈一中央处靠前,两侧在后的抛物线状,频谱表现为狭带形,光点中央鲜亮和旁侧依次变暗的表现。密集和中央缺损的特征。彩色多普勒声像图上呈单一色彩,中央鲜亮和旁侧一次变暗的表现。

(二)病变性状切面声像的主要表现

1. 实质性回声

病变部位表现出实性致密组织的回声,其回声强度跟正常实质性组织比较则可出现与正常组织回声水平等或低、高或强以及高低回声在一起的"牛眼症"样等多种特征的声像。

(1)等或低回声

病变区的回声水平与正常组织相同或低于正常组织的回声,挤压胆囊床侧胆囊颈壁的结节性肝癌表现出低于或等于正常肝组织的回声图像。

(2)高或强回声

病理改变的组织回声高于正常组织的回声水平。

(3)"牛眼症"

病变区内既有高于或等于正常组织的回声,又有比正常组织回声水平低的回声。

并且,往往是病变的中心部位回声水平与正常组织相同或者稍高,而周围则为低回声区。形成类似牛眼睛样的"牛眼症"声像。

2.无回声区

人体的一定区域或范围内表现出不显示任何回声的液暗区,此种病变多为体腔积液。如胸膜腔内的积液、心包腔内的积液和腹膜腔内积液等。

3.囊泡状回声

病理性质为含液性物质,表现出圆形或椭圆形的无回声区,并且,有包膜和后壁回声加强,无声衰减,有的还有侧壁声影。

4.强回声

病变区的病理组织密度高,声束垂直投射其上面时,声反射、声吸收与声衰减的强度大,表现出比正常组织高或强的回声。并且,该强回声还伴有声影或"声尾"等特征。

5.混合性回声

在病变区域内既有实质性组织,又有液性组织等。并且,两种或两种以上的病理组织在一起,表现出实质性与液性等交杂在一起的混合性回声图像。如肝脓肿、皮样囊肿等。

6.多普勒中的湍流与涡流频谱

用多普勒检测异常血流时,通常得到的多普勒血流频谱是湍流频谱和涡流频谱。

(1)湍流多普勒声像

血液出现异常流动时,红细胞的运动方向与速度表现出不一致,多普勒频移也就出现正负不一与大小不均匀。湍流的多普勒频谱为宽带形,光点稀疏,包络线毛,充填完满。彩色声谱上显示出色彩明亮,正向血流中红色带黄与负向血流中蓝色带紫的彩色声像,或者表现出部分五彩嵌镶的花色血流特征。

(2)涡流多普勒声像

人体内某些异常部位的血液流动出现许多大小不等的漩涡或双向离散的紊乱血流。多普勒频移的频谱呈双向形,无明确主峰,起止不清,离散度大与主峰全充填。彩色多普勒表现出色彩杂乱的五彩嵌镶图像。

(三)超声显像中的伪差

在超声显像诊断中,由于超声波旁瓣过大,声束成像中的几何位置误差、仪器的增益抑制以及人体内声束传播中的混响等造成的假信息并不代表真实声学界面的特征,是声像图中的伪像,必须充分认识,以别真假。

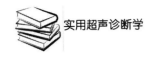

1. 多重反射

超声波声束垂直入射到人体反射界面时,从探头发射的声束遇到人体界面后的反射回声,被探头接收形成的声像是真实的物像。但是,探头接收的回声中又有一部分从探头面对组织界面反射,并且这种反射遇到人体界面时又会在界面上产生反射,反射回来的回声又被探头接收,并且还会在屏幕上产生一个距离是原来真像两倍的假象。这样的假象可以往反多次,于是在图像上也可以看到多次等距离的回声。所以,多重反射是超声束垂直入射到平整的较大界面时,在探头与界面之间出现强度渐次减小的等距离多次重复反射回声。

超声切面显像的实际中有许多情形下会出现多重反射的现象,例如探头与腹膜之间以及胆囊内有时就可看到多重反射的假象。这种多重反射对病变声像的识别有一定的干扰作用,它在胆囊内形成的带状回声特别容易掩盖胆泥或胆砂等沉积性病变声像。要鉴别这种多重反射的假象,要病人深呼吸,可以看到真物像的图像强度减弱或消失。而多重反射的假象则有可能没有明显改变。另外。改变声束投射的角度过程中看到多重反射的假象回声强度减弱或消失。

多重反射形成的假象可以容易误诊某些疾病,但也可以有助于某些疾病的诊断与鉴别诊断,例如胆囊腺肌症中的壁内结石,胆囊的部分壁内出现"彗星样"的冰柱状声像就是诊断此种疾病的特殊声像表现。

2. 旁瓣效应

超声波声源发出主瓣之外,在主瓣的周围存在有数对旁瓣,它们围绕着主瓣呈放射状分布口当主瓣声束检测物体时,旁瓣也同时检测,两者的回声互相重叠而形成伪差。由于主瓣与旁瓣所产生的回声不能用仪器识别,不过旁瓣传播的途径较主瓣长,并且能量小,干是在同一方向卜的旁瓣便产生一些浅淡的弧状线条样假象。如膀胱适当充盈时检查子宫,常常在膀胱后壁有称"纱状披肩"样图像就是由于旁瓣效应所引起。

3. 部分体积效应

超声波声束检测组织器官时,当邻近的两个目标并列干超声束下,在屏幕下就会显示出两者互相重叠的声像伪差口如十二指肠和胆囊附近的肿大淋巴结的重叠可酷似胆囊结石或肿瘤而导致误诊。

第三节 多普勒技术

一、脉诊研究意义和背景

中医有着数千年的悠久历史,是中华文化的一块瑰宝,为华夏民族的繁衍做出了不可磨灭的贡献。在传统中医学中脉诊占据着非常重要的地位,脉诊的历史渊源而流长,脉诊中的"脉"指的是人体的经脉,也就是通常所说的经络,早期的脉诊人们沿着经络循行的方向触摸,并认真体验每一下搏动的情况从而诊疗病人,该方法通常被叫作"全身遍诊法",后来又经历选取了头部、手部和足部三个部位的"三部九候"诊断方法,最终发展成为目前只选取手腕部的脉诊方法。经过长期的实践总结脉诊现已成为中医医师临床诊病不可缺少的有效手段。

从古至今传统中医都是用手指感觉脉动获取人体脉搏信息,从而判断人体器官的健康状况,历代传统名医无不是诊脉高手,而那些"按寸不及尺,握手不及足"则常常被称为庸医。根据传统中医理论可知人体手腕处的脉搏搏动包含了大量的生理学和病理学信息,气血的盈亏、脉道的通利和心气的盛衰都与脉搏的搏动有着直接的关系,所以通过诊脉能够得到人体全身脏腑功能、阴阳、气血的综合信息;从现代医学角度来看,脉诊实际上是对整个人体血脉的全面诊察,脉搏信号源于心脏流经身体各个脏器最终汇聚在手腕动脉处,使其不但包含了心脏血流血管信息,而且还包含了其他脏器血流血管及其微循环信息;因此脉诊在临床诊断中具有巨大的意义。

然而长期以来,在脉诊过程中,中医大夫一直都是以手指体会患者手腕处的脉搏跳动,然后根据自己主观化的判断,结合一些实际现象将其形象化,例如:"应指圆滑,如盘走珠"、"如微风吹鸟背"和"如绵裹砂"等。这种被形象化的脉搏信息在传统中医学中称之为"脉象"。在临床诊断时,医生结合本身对脉象概念的理解和手指所感受的脉搏跳动对病人的脉象进行辨别和区分。但由于判别脉象标准很模糊其概念又不十分具体,因此不同的中医大夫会由于个人经验和主观因素会有不同的诊断结果。因此,在中医脉象学的临床脉诊分歧较多,制约了中医脉诊的进一步发展与应用。

自20世纪的后20年开始,生物特征识别技术、医学辅助诊断系统和诊断设备的快速发展并被广泛应用,现代医学诊断技术随之出现并迅速发展。由于诸多历史的和社会原因,与现代医学的迅速发展相比,中医脉诊的发展还存在着较大的差距和不足。

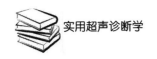

虽然,中医脉诊有着合理的内涵和丰富的经验,但是,内涵和经验仅仅停留在诊断的方法和形式上,并没有充分利用现代科学技术发展的各种条件。因此,如何充分利用现代科学技术,如何有机融合现代科学技术和几千年的中医思想精华,如何实现中医脉诊的客观化和现代化,是摆在我们面前具有重大意义和挑战性的课题。

在过去的几千年中脉诊在传统中医诊断中发挥着非常重要的作用,并成了重要疾病诊断手段,传统中医认为人体五脏六腑和四肢五官等器官的变化都有固定的脉象,通过用手指触摸病人的脉搏就可以诊断出病人身体各个器官的内部变化,从而判断出身体状况和病发部位;然而根据现代医学研究表明脉搏信号主要源自于心脏,且由于心脏的收缩血液经血管流经身体的一些器官。最终这些血液汇聚在人体的手腕部形成脉搏信号,因此脉搏信号不仅包含心脏状态的信息而且还包含一些诸如:血液黏稠度、血流速度和与疾病相关的人体器官的生理和病理信息。

随着社会的进步和科学技术的发展脉诊技术也得到了相应的发展,并且由于其诊断方法相对于西医的诊断方法具有无痛、无创伤、简便易行等优点,更是得到了中外人士的重视和关注。但是仅靠医生手指获取脉搏信息,并给出诊断结论,容易受到医生的个人经验、主观感觉和表述的限制,难免存在诸多主观臆断。因此,影响了脉诊的客观化判断的发展。而且,无法记录和保存医生的脉象理解和感知,进一步影响了对脉象机理的研究和客观化进程。因此,如何利用现代科学技术方法客观地分析诊断脉搏信号已经成为一项重要的研究课题。

将超声多普勒医学诊断设备与计算机技术有机结合,充分发挥超声医学设备分辨力高、易于用现代技术装备实行电子自动扫描、可获得流速信息和对人体伤害极小等特点,对人体手腕处血管中的血流信号实现自动采集、处理、识别,最后达到诊病的目的。当前对超声多普勒血流信号的研究多数停留在心脑血管领域,而对于手腕动脉超声多普勒血流信号国内外至今尚没有对其有特别深入的研究。而本文则将采用超声多普勒设备代替人手的触按,获取采多普勒超声脉搏信号,尝试通过对多普勒超声脉搏信号的全面客观的分析,以发现其在人体器官发生某种病变状态下的反应,同时使该种诊断方法成为更加系统化、条理化、规范化、科学化的先进科学体系,从而把中医脉诊推向新的阶段。

二、脉诊研究现状

国内外学者从事脉诊客观化的研究已经将近有 70 年的时间,国内如,北京、天津、上海、大连、香港和台湾等地已经投入了大量的人力物力,通过结合西医诊断学、生物力学、数学和信息工程学等多学科的知识并利用现代化的设备在脉诊客观化的研究中取得了一些进展。国外韩国、日本、印度、德国、加拿大和美国等学者也对其做了大量的研究工作并取得了一定的成果。

综述目前国内外脉诊客观化的研究成果可将其分为:脉搏信号的采集系统研究、脉搏信号预处理及特征提取研究、脉搏信号的模式分类研究和脉象的应用研究。

(一)脉搏信号的采集系统

在对脉诊的客观化研究中脉搏信号的采集是首要环节,由于采集到脉搏信息的质量将直接影响其后续的各阶段的效果。因此,研究人员对脉搏信号的采集系统的研制上投入了大量的精力,研究人员利用信号获取方式的不同相继开发了压力、超声多普勒和光电等一系列脉搏信号的采集设备。

1.压力信号采集设备

世界上第一台压力信号采集设备是由 Vierordt 在 1860 年设计发明的,其采用杠杆和压力鼓式描记法记录脉搏波形图,随后 Mahomed F. 又基于力学原理发明了描记器来描记脉搏压力信号的曲线图。其现象主要是当手腕动脉血管中血液流动时,皮肤表面的作用力也会相应地变化,采用压力传感器就可以获取其作用力。我国对压力信号采集设备的研究起步比较晚到 20 世纪 50 年代才由朱颜首次将脉搏描记仪应用在中医脉诊的研究中,不过随着科学技术和电子产品的不断进步,国内上海、哈尔滨、北京和台湾等地的科学研究人员相继研制出了一批压力信号采集设备,用以模拟中医大夫的手获取脉搏信号。目前已研制出来压力信号采集设备中按照探头可分为单点式和三点式,按照常用的传感器又大体可分为压阻式、压磁式味口压电式三种类型。

2.多普勒超声信号采集设备

多普勒效应是由奥地利物理学家多普勒(Doppler)在 1842 年发现的,并于 1845 年由荷兰气象学家巴洛特(Ballot)以实验的方式,验证了声波同样也具有多普勒效应,其现象主要是当声音接收器和声源在连续的介质中做相对运动时,声源所辐射的声频率会不同于接收器所接收到的声频率,造成这种现象的原因主要是由于相对运动速度的不同。20 世纪 50 年代时人们将声波的多普勒效应应用于医学中,在医学中一般将声波的多普勒效应称之为彩色超音波(彩超),彩色超音波简单地说就是彩色多普勒再加上高清晰度的黑白 B 超。彩色多普勒超声通常采用自相关技术对多普勒信号处理,自相关技术后的血流信号再经彩色编码并实时地叠加在二维图像上形成彩色多普勒超声脉搏图像。因此,彩色多普勒超声既具有二维超声结构图像的优点,同时又提供了血流动力学的信息。根据超声多普勒效应的原理在 1957 年日本科学家里村茂夫

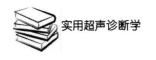

第一次将其研制成用于在体外测定血管内血流信息的仪器。在 1961 年美国学者 Rushmer,Frankldin 和 Bake:提出了利用多普勒频移对血流速度进行检测的方法,成功的设计出血流计,同时还研制出最早的连续式多普勒超声仪。早期的这些研究为多普勒超声技术的进一步发展奠定了基础。

进入 20 世纪 90 年代以后,在医学中多普勒超声设备处于井喷式的发展,发展了各种超声探头如:I 形探头、T 形探头和穿刺探头等,可为不同病人不同需求提供恰当的工具,同时在各种疾病的诊断中,例如,颅脑疾病诊断中的应用、心血管疾病诊断中的应用、浅表器官、纵隔及肌骨系统疾病中的应用和乳腺疾病的多普勒超声诊断应用。此外,除了在医学中的应用也将该设备应用在交通管理中,交通警察通过向行进中的车辆发射超声波,同时测量反射波的频率,然后就可以根据反射波的频率变化的多少测得行进中车辆的速度,同时如果装有多普勒测速仪的监视器装在路的上方时,在测量车辆速度的同时还可以把车辆牌号拍摄下来并将测得的速度打印在照片上;在脉搏信号诊断中多普勒超声技术也已经日益受到重视并加以应用,例如,在观察脉管管径大小和测量脉管壁的厚度和血流频谱等情况中彩色多普勒的方法就得到了应用。另外,北京中医药大学牛欣教授等人在观察血流动力学的变化和血管的位移波的研究中,同样采用了多普勒传感器并依据其观测到的结果作了较详细的分析。

3. 光电信号采集设备

首次将光电传感器应用在脉搏信号采集设备的是日本研究人员 MikioAritomo 等人完成的,他们于 1999 年成功研制了基于光电传感器的脉搏记录系统,其主要原理是由于红外光可以穿透皮肤到达血管,而且红外光又能被血液很好地吸收,所以利用红外光电传感器可以检测到血流的变化。当红外发光管发出红外光之后经皮肤,组织,和血液反射到光敏晶体管上,红外光敏晶体管在光照强度发生改变的时候通过光敏晶体管的电流也会随之发生变化。我们将反射光分为两部分,第一部分为从皮肤和组织反射回的红外光,另一部分则认为从血液中反射回的红外光,从皮肤和组织反射回的部分我们认为是一个常量,从血液反射回的部分与血液的体积成正比。因此,光电传感器主要测量的是手腕动脉的血流体积变化。依据上述的原理,科研人员研制出了不同的光电传感器,如红外光电式传感器、光电容积式脉搏计和光纤位移传感器等以满足不同的需求。

(二)脉搏信号预处理及特征提取研究

利用脉搏采集设备获取脉搏信号后,其经过滤波处理、放大处理和 A/D 转换后即成为可用于客观化分析的脉搏信号。但此时的脉搏信号由于身体移动或呼吸影响存在基线漂移,同时由于电磁干扰而存在伪峰和高频噪声,需要对其进行预处理。此外,为了实现脉诊的客观化,需要将不同脉搏信号的特征与疾病或证型的特异性建立关系,目前在脉搏信号特征提取研究方法中主要为时域分析法、频域分析法和非线性动力学方法等。

1. 脉搏信号预处理

脉搏信号中的干扰主要包括:信号采集过程中产生的高频噪声、伪峰、基线漂移等。徐礼胜等人总结这些干扰的性质并且运用目前流行的信号处理方法,提出了一套完整的预处理方法,分别提出了小波变换的方法消除高频噪声和基于能量比的自适应级联滤波器的方法消除低频基线漂移郭庆丽等人提出利用时域的波峰高度比方法消除信号伪峰,这些方法的应用为脉诊客观化的研究打下了基础。

2. 脉搏信号特征提取研究

(1)时域法

时域法分析脉搏信号主要是定义一些具有生理学意义的波形基准点,再依据这些基准点并结合生理因素提出一些脉搏信号时域特征,为临床诊断提供有价值依据。目前,常用的时域特征提取方法主要包括多因素识脉法、直观形态法、脉象图面积法、脉搏速率图法等。例如,在脉象图的研究中,弦脉、滑脉、弦滑脉、细滑脉、沉细脉、平脉的脉象图分别由上海中医学院和北京中医药大学的研究人员定义,并根据此定义总结脉象图特征。北京中医医院张卫建等人根据40例患者定义了涩脉脉象图,发现其特征为主波低平、升支和降支的斜率减慢和升支和主峰持续时间延长等特点。费兆馥等人特别针对弦脉的脉象图特征做了深入的探讨。在徐礼胜博士论文的研究中其定义了脉搏信号一个周期内主潮波幅值、波峰幅值、降中峡幅值、主波峡幅值等作为基准点,并依据所定义的这些基准点提出了14维时域特征。此外,国内杨天权、傅骆远、和李冰星等学者也在脉搏信号时域特征提取方面做了大量的研究工作,并取得了阶段性的研究成果。

虽然在脉搏信号的研究中,利用时域特征分析取得了一些研究成果,但仍存在诸如标准不统一和特征参数多的问题。因此,如何利用其他分析方法克服利用时域特征分析脉搏信号所存在的问题,一直是研究人员所要解决的重点课题。

(2)频域法

频域法的主要思想是利用时频分析方法将脉搏信号变换到频域内,再分析脉搏信号频域内的特点提取其特征,并建立这些特征与人体病理和生理的关系,常用的时频分析方法有小波变换、Fourie 变换和 Z 变换等。

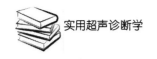

利用频域法对脉搏信号的研究最早要追溯到 20 世纪 80 年代,国内外的研究学者利用不同的频域变换方法,对脉搏信号进行分析研究并取得了一系列成果。刘广斌等人利用功率谱比较了两个有滑脉现象的妇女与健康妇女的区别,发现关于健康妇女脉搏功率谱的能量分布在 0 ~ 20Hz 内,而有滑脉现象妇女的功率谱则是不规律的。在能量角度上王炳和等人提出了利用脉搏信号频域特征和差异研究几种不同疾病,并估算出人体脉搏系统的传递函数。赵承箔等人发现滑脉频谱谐波的数目和相对幅度存在明显差异。Chun T. Lee 等人利用频谱分析人的脉搏波信号,发现在频谱图(PSG)上健康人脉搏波信号与病人脉搏波信号区别明显。郭庆丽等人用小波包变换的方法分析胆囊炎和肾病综合征,其分类精度能够达到 76.44%。张冬雨等人用希尔伯特—黄变换的方法分析 33 名健康人、25 名胆囊炎患者和 25 名肾病患者的脉搏信号,发现其能够从不同角度反映信号的特征并得到较理想的识别效果。

虽然在频域内研究脉搏信号才刚刚起步。但是,利用这种方法研究脉诊有助于从多方面的观测脉搏信号,在今后的研究中有望将其量化的指标与实际疾病和证型建立联系。

(3)非线性动力学方法

非线性动力学方法其主要目的为了描述信号的非线性性质,并更好地揭示信号的机理,常用的非线性动力学方法主要包括统计嫡、信息嫡、Kolmogrov 嫡、非广延嫡、最大 Lyapunov 指数、相关维、近似嫡等。近十年,该方法已经成了生物医学信号中的重要分析工具,并取得了大量的研究成果。随着该方法的不断成熟越来越多的研究人员将其应用在脉搏信号的分析中,从另一个角度揭示脉搏信号与证型和疾病的关系。

在脉搏分析方面,意大利科学家 Rauchberger 等人利用非线性动力学方法,分析正常人每天脉搏的生理变化。在脉型分类上,徐礼胜等人提出利用脉搏波的节律特征来分类健康人的脉搏波与病人的脉搏波形;另外,还利用近似嫡的方法分析脉搏信号,评估患有冠状动脉粥样硬化病人的状态。张冬雨和徐礼胜等人用时间编辑距离的方法度量脉搏信号的距离,并采用该距离对脉搏信号进行分类。还有一些学者分别采用自动回归模型和高斯模型来拟合脉搏波形,从而以计算得到函数参数为脉搏波形的特征诊断疾病。日本科研人员 Maniwa 等人也已初步地尝试用非线性系统中动力学特征分析加速度脉搏波的混沌特性。利用分形和递归图 Naschitz 等人分析了脉搏的传输时间。

此外,在其他生理学信号中非线性动力学方法同样得到了广泛的应用。在对正常和病人的心脏进行了深入研究后,Gldberger 发现健康人生理系统的可变性是有规律的,如果这种可变性不规律则预示着健康系统受损。Andreadis 等人利用近似嫡的方法分析脑电信号,从而诊断患有阅读障碍疾病的程度。为了分析阻塞性睡眠呼吸暂停综合征,Alvarez 等人利用 cross 近似嫡的方法分析夜间血氧饱和度信号。在今后的研究中都可以将这些方法应用在脉搏信号中以揭示其动态结构规律。

3.脉搏信号的模式分类研究

实现脉诊自动识别和分类是脉诊客观化的重要环节,脉搏信号自动识别后就可以进一步认识疾病与传统脉诊中证型的关系。因此,国内外研究人员对脉搏信号的模式分类做了大量的研究工作,其运用到的模式识别方法主要涉及诸如,多因素脉图识别法、句法模式识别法、神经网络、模糊逻辑和聚类分析方法等。

最早提出对脉象实现自动识别的方法是魏韧在 20 世纪 80 年代提出的多因素脉图识别法,在该方法中将中医大夫切脉时的手指的感应分成 8 份,每份不同的组合构成脉象。此外,李景唐利用自己开发的 MX－5 型多功能中医脉象仪对多因素脉图识脉法作了进一步论证,分别利用寸、关、尺三个部位上的脉位趋势图、脉搏波图、脉道形态示意图和脉率趋势图,设计出了 27 种中医脉象图,其设计出的脉象图大部分得到了中医的认可。

全黎明等人提出句法模式识别法识别脉象,其提出用基元表示脉搏,并引用树分类器,该方法的基本思想是,首先对脉搏波进行采样,然后抽取基元和提取基元属性等,然后利用树分类器分类,由于该方法抛弃了人工测定义脉象图的指标的方法,因此使其能够有机会突破医生诊断的水平。另外,陈荣山等人利用模糊集的概念识别脉象。Lee 等人提出模糊聚类法识别人体脉象,并获得了较高的正确率。

随着研究的深入,神经网络、模糊逻辑和聚类分析等方法也相继应用到脉象的分类的研究中,例如,利用提取到临床数据的特征向量,Bratteli 和 Murthy 等人将其输入到神经网络中,并训练得到神经网络分类器对脉搏信号进行分类。胡家宁等人提出将弦、滑、沉脉的特性用于训练网络并用于识别,结果证明采用人工神经网络识别脉象的可行性。另外,Allen 等人比较了分别采用线性判别、K 近邻和神经网络识别正常人和外周血管疾病病人,实验表明神经网络具有最好的识别效果。

近年来,随着一些新方法理论的完善,新提出的一些方法也逐渐地应用到脉搏特征分析与识别的相关研究中。例如,徐礼胜等人提取改进的 DTW 分类器识别弦脉、涩脉、平脉、滑脉和乳脉,同时还提出了粗粒化方法和 Lempel－ZⅣ(LZ)分解方法的分类器,识别七种以节律进行区分的脉象。张冬雨等人针对脉搏的形状提出了基于GEMK 核函数与支持向量机分类器的脉搏信号形状分类方法。Chen 等人提出模糊 C

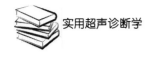

均值分类器识别健康人和患病病人的多普勒超声脉搏信号。此外,Zhang 等人用线性判别分析分类器识别健康人和亚健康人的脉搏信号。截止目前,虽然许多识别方法应用到脉搏信号的自动识别中,但还不能达到计算机完全自动识别的效果仍需进一步研究。

4. 脉象的应用研究

早在 20 世纪 70 年代人们就利用脉象统计分析其与人的身高、年龄和体重的关系并得到了一系列研究结论。费兆馥等人通过统计分析了 185 例脉象图得到:青年多为平脉和滑脉、中年人的脉象逐渐趋向弦而老年多为弦脉;第四军医大学的研究人员发现在 306 位健康男性飞行员的脉象图中沉脉和弦、滑脉象图居多;通过分析 200 例健康的大学男女同学的脉象图,郑晓南等人发现在脉位的统计中男生略浅于女生,而脉势的统计中男生则强于女生;赵冠英等人分析了健康人的脉象图,经过统计处理发现其年龄与各种脉象图形特征的关系;在对青年男性和女性脉象图的研究中,宣文武等人统计发现在青年女性中平细脉出现的概率要明显高于男性,而缓滑脉出现的概率则明显较低,在青年男性中缓滑脉的比例要大于平细脉。在妊娠反应的研究中,通过比较未孕妇女和妊娠 26 周以上孕妇脉象图,解放军总医院的科研人员发现滑脉的比例多于未孕妇女的脉象图数十倍之多,因此认为根据脉象图就可初步诊断是否妊娠;在早期妊娠的研究中,张忠惠等人利用脉象图采集仪 205 例临床诊断为早孕者的脉象并统计分析,发现滑脉是诊断早期妊娠的一种客观指标;此外,在季节变化与脉搏跳动关系的研究中,张伯纳等人发现脉搏的跳动与季节的变更有一定的关系,例如,在冬季时人体脉搏偏沉,而在夏季时脉搏则偏浮。另外,山东、上海、贵州等地的很多学者进一步对正常人不同时期的脉搏进行了研究,通过长期跟踪测试发现昼夜阴阳和四季气候的变化都会影响人的脉搏跳动;国外也对其做了大量的研究工作,例如,在脉搏同年龄、代谢的关系研究中,Richard 等人做了一系列的研究。在上肢动脉与大动脉脉搏的研究中,Lawrence 等人同样做了一些相关的研究工作。此外,在运动前后和脉象的关系方面的研究中,国内外的科研人员同样也做了深入的研究。

此外对于脉象同中医证型和疾病的关系国内外研究人员也做了大量的研究工作。在中医证型与脉象的研究中,国内研究人员对经期和妊娠等情况下滑脉的做了大量分析工作,对阴虚阳亢和肝阳上亢等情况下弦脉同样也做了大量的波形分析工作,还对外感表证的浮脉、心阳不振、心血疲阻及心气亏损、气虚病人的虚脉与弱脉等病人的涩、结、代、促等脉象的分析;在 1983 年《陕西中医学院学报》报道了关于兰州军区军医学校对脾胃虚证患者虚脉脉象的研究,1987 年湖南中医学院的李绍芝给出了关于心气虚证病人的脉象图参数。此外,美国大学加州 Michall 和加拿大滑铁卢大学 Wei 对寸关尺三部候脉方面也做了不少的工作,并发现了一些有诊断意义的脉象。

在研究疾病与脉象的关系中研究人员同样做了深入的研究工作,涉及消化系统、泌尿系统、心血管系统、呼吸系统和神经系统等疾病。例如,张镜人发现如果患者有气虚则左心室的收缩功能减损 70.3%;通过研究虚证患者的脉象图并对阳虚、气虚者脉象图参数进行多元回归分析,李冰星发现虚证患者脉象图总面积、舒张期面积、上升时间增大和升支斜率均减少的现象;此外,在血管顺应性与脉象的关系中 Izzo 等人也做了相关研究;yu 等人利用脉搏波的形状估计血液的输出量。

三、多普勒超声脉搏信号的获取与预处理

在过去的几千年中,脉搏诊断在传统中医治疗中发挥着非常重要的作用,并得到了广泛的认可。在脉搏诊断中传统中医通过用手指触摸病人的脉搏分析诊断病人身体各个器官的内部变化,但是,这种传统诊断需要医生的个人诊断的主观经验很难达到客观化。因此,利用现代科学技术方法客观地分析诊断脉搏信号已经成为一项重要的研究课题。在最近的一些研究中,研究人员进一步揭示了脉搏信号的产生原理,发展了一系列的客观化的方法。研究表明脉搏信号主要源自于心脏,心脏的收缩血液经血管流经身体的一些器官,并且流经人体的手腕部的这些血液会形成脉搏信号。因此,脉搏信号不仅包含心脏状态的信息而且还包含一些与心脏不相关因素的信息,例如,血液黏稠度、血流速度和与疾病相关的人体器官的生理和病理信息。在与血流速度和血液黏稠度相关疾病的诊断分析中,研究人员可以利用多普勒超声脉搏信号对诸如肝病和糖尿病等相关疾病做诊断分析。

根据上面的简单阐述发现,多普勒超声脉搏信号可以为医生的临床诊断疾病提供很大的帮助,特别是在一些与血流速度和血液黏稠度相关疾病中。因此,本节将利用多普勒超声脉搏信号对与血流速度和血液黏稠度等相关疾病进行全面的诊断和分析研究。首先,分别采用经典的脉搏信号特征提取方法提取多普勒超声脉搏信号的特征。然后,将所提取到的特征输入到基于多核学习整合多普勒超声脉搏信号的多类特征分类器中。最后,分析多普勒超声脉搏信号在这些疾病诊断中的性能。

脉诊是不可或缺且最具特色的中医诊疗方法之一,早在 2000 多年前就有古人以手指切脉诊疗病人的文字记载。千百年来随着科技的进步和医疗知识的丰富,在脉搏的认识和诊疗方法中人们先后尝试并改进了多种不同的方法。但是,脉象诊断的概念笼统、判别标准模糊,而且诊断结果完全依赖医生的个人经验和主观判断。所以,脉诊

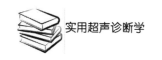

的大规模应用无法实施,成了阻碍中医现代化的瓶颈。为了促进脉诊的快速发展和广泛应用早日实现中医的客观化和现代化,十分有必要将传统中医脉搏诊断方法与现代化科学技术相结合,发展一种更科学、客观和高效的现代中医脉诊诊疗手段。

在脉诊的客观化的研究中,最关键的问题是如何获取脉搏信号,并能够保证信号获取效率和信号质量。在该阶段中,所获得的脉搏信号质量的好坏将直接影响后续脉诊的客观化研究工作,为此,本文采用经颅多普勒超声设备获取脉搏信号,即,多普勒超声脉搏信号。多普勒超声脉搏信号是由手腕部位血液流动所引起,这些血液主要来源于心脏并流经人体各器官,因此其包含了诸如血液黏稠度、血流速度和与疾病相关微观结构等丰富的人体器官的信息。这些信息可为医生的临床诊断提供巨大帮助,多普勒超声脉搏信号作为脉搏信号的一种形式已经被广泛关注和接受。

(一)多普勒超声脉搏信号特征提取方法

在利用多普勒超声脉搏信号对疾病进行诊断前。首先,本节将分别简要介绍在今后分类实验中所采用的多普勒超声脉搏信号的特征提取方法。多普勒超声脉搏信号特征提取方法分别是时域特征、AR 模型、TWED 距离、希尔伯特—黄变换、近似嫡,此外新增加了样本嫡方法提取多普勒超声脉搏信号的特征。

为验证利用多普勒超声脉搏信号在与血流速度和血液黏稠度等因素相关疾病诊断中的性能。在多普勒超声脉搏信号数据集中,挑选与血流速度和血液黏稠度等因素相关疾病,并建立疾病分析诊断的多普勒超声脉搏信号数据集。建立的数据集中包含健康人和3 种患有与血流速度和血液黏稠度等因素相关的疾病,其中包含182 个健康人样本(Healthy,H),205 个糖尿病病人样本(Diabetes,D),72 个肝病病人样本(LⅣer Diseases,LD)和54 个胆囊病病人样本(Gallbladder disease,GD)。

本节利用多普勒超声脉搏信号在健康人和患有与血流速度和血液黏稠度等因素相关疾病病人的数据集中做诊断实验,并评价多普勒超声脉搏信号在健康人和这些疾病病人中的诊断效果。因此,本节设计了三组诊断比较实验,分别是健康人和所有患病病人的诊断实验、健康人和某一种患病病人的诊断实验和所有类别的多类诊断实验。利用本章建立的多普勒超声脉搏信号数据集,本节采用已被广泛应用的多普勒超声脉搏信号特征提取方法提取多普勒超声脉搏信号特征,其中采用的多普勒超声脉搏信号特征提取方法包括时域特征、AR 模型、TWED 距离、HHT、ApEn 和 SampEn。

提取多普勒超声脉搏信号后,将多普勒超声脉搏信号特征输入到在第5 章中提出的基于多核学习整合多普勒超声脉搏信号多类特征的分类方法。该分类方法已经被证明能够在提取到的大量特征中选择对分类有益的特征并删除冗余的特征,从而增加信息量进一步提高了分类器的性能。为了更客观的展现多普勒超声脉搏信号特征在疾病诊断中的效果,本节中采用 10 重交叉验证的方法获取分类器参数并评估在不同实验中多普勒超声脉搏信号对健康人和患有与血流速度和血液黏稠度等因素相关疾病病人的诊断准确率。

第一组分类实验中:采用多核学习整合多类特征的分类方法,利用多普勒超声脉搏信号,对健康人和所有非心脏类疾病病人进行两类分类诊断实验,采用多普勒超声脉搏信号诊断时所得到的分类精度为 84.02070。该结果说明在健康人与患有与血流速度和血液黏稠度等因素相关疾病病人两类分类诊断实验中,采用多普勒超声脉搏信号具有较好的诊断效果。为了展示多普勒超声脉搏信号在该实验中对每类样本的诊断精度,采用多普勒超声脉搏信号同样具有较好的诊断效果。本组实验的结论说明,多普勒超声脉搏信号在健康人和患有与血流速度和血液黏稠度等因素相关疾病病人诊断中具有较好的性能。

第二组分类实验中:采用多核学习整合多类特征的分类方法,利用多普勒超声脉搏信号,对健康人和某一类患有与血流速度和血液黏稠度等因素相关疾病病人进行诊断分类实验,其中包括健康人 V. S. 胆囊病病人、健康人 V. S. 肝病病人和健康人 V. S. 糖尿病病人。最终,分别得出采用多普勒超声脉搏信号在健康人和每类病人中的诊断精度。由于数据集中样本不平衡,在分类器中根据每类样本个数设置了不同的惩罚常数,利用多普勒超声脉搏信号对健康人与不同类疾病病人的平均分类精度、健康人分类精度和患病病人的分类精度。本组实验的结论同样说明,多普勒超声脉搏信号在健康人与患有与血流速度和血液黏稠度等因素相关疾病病人诊断中具有较好的性能。

第三组分类实验中:采用多核学习整合多类特征的分类方法,利用多普勒超声脉搏信号,对健康人与患有与血流速度和血液黏稠度等因素相关疾病病人进行分类诊断实验。在多类样本分类实验中,得到利用多普勒超声脉搏信号在健康人与患病与血流速度和血液黏稠度等因素相关疾病病人中的诊断精度。采用多普勒超声脉搏信号对健康人与患有与血流速度和血液黏稠度等因素相关疾病病人进行诊断能同样够得到较好的诊断效果。

为进一步展示多普勒超声脉搏信号的在多类问题中的分类性能,同时考虑到每类样本的不平衡性,采用多普勒超声脉搏信号分类的混淆矩阵。由于在分类器中根据每类样本个数设置了不同的惩罚常数,每类样本的分类结果都不存在很大的倾向性,同时能够保证较高的诊断精度。此外,在表采用多普勒超声脉搏信号对健康人与患有与血流速度和血液黏稠度等因素相关疾病病人的假阳性率和假阴性率,实验结果表明其

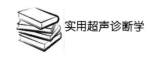

诊断结果的假阳性率和假阴性率也相对较低。

为了说明多普勒超声脉搏信号对于疾病分类诊断的意义,本节中,利用多普勒超声脉搏信号对健康人与患有与血流速度和血液黏稠度等因素相关疾病病人进行分类诊断实验。为此,本节共设计了三组诊断比较实验,分别是健康人和所有患病病人的诊断实验、健康人和某一种患病病人的诊断实验和所有类别的多类诊断实验。综合分析在本节中三组分类比较实验结果,得到结论为:在健康人和一些患有与血流速度和血液黏稠度等因素相关的病人中,采用多普勒超声脉搏信号具有较好的诊断分类性能。本章对多普勒超声脉搏信号进行分析工作,有助于医生深入了解多普勒超声脉搏信号,并应用多普勒超声脉搏信号诊断一些与血流速度和血液黏稠度等因素密切相关的疾病,以尽量减少病人的不便。

针对近年来发展的一种无痛无创医疗辅助诊断生理学信号即,多普勒超声脉搏信号,本章利用该信号对健康人和一些患有与血流速度和血液黏稠度等因素相关疾病病人进行分类比较实验,从而进一步揭示多普勒超声脉搏信号在健康人和一些患有与血流速度和血液黏稠度等因素相关疾病病人中的诊断价值。

为了全面客观的比较评估多普勒超声脉搏信号在健康人和一些患有与血流速度和血液黏稠度等因素相关疾病病人中的诊断结果,本文首先分别简要描述多普勒超声脉搏信号的特征提取方法和多普勒超声脉搏信号数据集,在此基础上,将提取的多普勒超声脉搏信号特征输入到多核学习分类器中,进行疾病诊断分类实验。本章设计了三组比较实验,通过分析实验结果说明多普勒超声脉搏信号在健康人和一些患有与血流速度和血液黏稠度等因素相关疾病病人中分类的效果。

通过分析利用多普勒超声脉搏信号得到的诊断结果可得出如下结论:在健康人和一些患有与血流速度和血液黏稠度等因素相关疾病病人中,如肝病,胆囊病和糖尿病等病人,采用多普勒超声脉搏信号具有较高的诊断分类性能。通过本章对多普勒超声脉搏信号研究工作,有助于医生深入了解多普勒超声脉搏信号,并应用多普勒超声脉搏信号诊断一些与血流速度和血液黏稠度等因素密切相关的疾病,以尽量减少病人的不便。

基于二阶差分样本熵的多普勒超声脉搏信号质量实时分析方法,采用样本熵算法计算二阶差分后的多普勒超声脉搏信号的熵值并评价信号质量。实际采集数据测试结果说明,该方法减少了由于采集因素引起的样本损失,提高了获取高质量多普勒超声脉搏信号的效率,具备高效快速正确评价多普勒超声脉搏信号质量的能力。

基于多尺度样本熵分析多普勒超声脉搏信号,根据不同的尺度因子公和样本熵算法中的参数 m:计算多尺度样本嫡值,构建多维特征向量。多尺度样本嫡值说明病人的多普勒超声脉搏信号的复杂度高于健康人的多普勒超声脉搏信号。考虑到所构建的多尺度样本嫡多维特征向量有信息冗余。

本文利用多重线性主成分分析和不相关多重线性判别分析,对多尺度样本嫡的特征向量进行维数约简,并提高信息量。为了评估多尺度样本嫡对疾病诊断的效果,本文构建了基于降维后的多尺度样本嫡的 SVM 分类器进行疾病分类诊断实验。实验结果表明采用多尺度样本嫡方法,分析多普勒超声脉搏信号,诊断一些与血流速度和血液黏稠度等因素相关的疾病具有非常好的分类诊断效果。

基于 TWED 距离的多普勒超声脉搏信号分类方法,与其他方法相比较,基于 TWED 距离的多普勒超声脉搏信号分类方法是弹性度量的方法,其在计算两时间序列距离时增加了一个 stiffnes、参数来控制在时域上的弹性度量,从而在计算多普勒超声脉搏信号相似性度量距离时考虑时间轴上所要付出的代价,提高了计算多普勒超声脉搏信号相似性度量距离的准确性。为评价本文提出的基于 TWED 距离的多普勒超声脉搏信号分类方法的性能,采用该方法对健康人和患有疾病病人的多普勒超声脉搏信号进行分类实验,实验结果表明在多普勒超声脉搏信号分类中 TWED 方法比其他方法具有更优越的分类性能。此外,将该方法应用在压力信号脉形信号数据集分类中,实验结果证明本文提出的分类方法同样能够完成较高的分类精度,并具有较低的假阳性率和假阴性率。

本文提出基于多核学习整合多普勒超声脉搏信号的多类特征分类方法,提取多普勒超声脉搏信号时域特征和变换域特征,分别为每个特征选择恰当的核函数。然后,采用多核学习的方法整合提取的多普勒超声脉搏信号特征。为评价本文提出的基于多核学习整合多普勒超声脉搏信号的多类特征分类方法的性能,将其分别应用于本文构建的多普勒超声脉搏信号数据集、压力脉形信号数据集和公开的 UCR 数据集,进行分类实验。实验结果说明本文提出的基于多核学习整合多普勒超声脉搏信号的多类特征分类方法能够高效的提高多普勒超声脉搏信号的诊断精度,同时具有较低的假阳性率和假阴性率,将可以应用在今后的疾病诊断中。

为了说明多普勒超声脉搏信号对于疾病分类诊断的意义,本文利用多普勒超声脉搏信号对疾病进行诊断分类。诊断结果说明在一些患有与血流速度和血液黏稠度等因素相关疾病病人中,如肝病,胆囊病和糖尿病等病人,采用多普勒超声脉搏信号具有较高的诊断性能,并可减少病人的不便。

虽然,在脉诊客观化的研究中取得了一些阶段性研究成果,但仍有以下几个方面

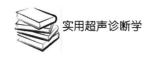

的工作需要进一步研究：

在脉搏信号预处理方面：尽管本实验中心已经在脉诊客观化的研究中做了大量细致的工作，但仍然存在样本采集时受到干扰而引起的样本局部数据缺失情况。因此，为了避免样本局部数据缺失而造成的样本损失，需要进一步研究样本局部数据缺失的填充问题。

采用不同传感器获取的脉搏信号对于脉诊客观化的意义尚不清楚，需要进一步研究这些信号与中医学中的脉搏信号关系，并给出更有说服力的实验结论以说明这些信号的应用价值。

（二）多普勒超声脉搏信号采集及数据库建立

1. 多普勒超声脉搏信号采集

本文中的多普勒超声脉搏信号，即最大血流速度曲线，是利用 CBS 2000 经颅多普勒超声脉搏分析仪采集。该设备是由深圳理邦公司生产的，采样频率为110Hz。使用该设备采集多普勒超声脉搏信号时，首先用手指粗略地感触志愿者左手手腕脉搏跳动的位置，将感觉到信号最强的位置脉搏用笔标记。然后，将超声祸合剂涂抹在该处，并将超声探头方向与血流方向相反并有一定倾斜的角度放置在该处。最后，通过轻微地调节探头与血流的角度以获取最优的血流声谱图。通过上述步骤和方法采集到的血流声谱图，图中横坐标为采集的时间，纵坐标为血流的速度。

大量临床研究发现血流声谱图中的最大血流速度能够较好地反映一些疾病的变化，精确地提取血流声谱图的最大血流速度是后续疾病诊断分析的基础。因此，本文采用血流声谱图中的最大血流速度作为疾病诊断的依据。声谱图的外包络线对应最大血流速度，本文采用图像像素逐点扫描提取血流声谱图的外包络线，其具体操作步骤如下：

将彩色声谱图转换为灰度图；从灰度图的左侧向右侧每列由上至下逐点扫描，找出每列第一个相邻点像素不同的点；标记这些点的坐标，声谱图的外包络线就是由这些点的连线形成的，即为声谱图的最大血流速度曲线。

2. 多普勒超声脉搏信号数据库

本文利用 CBS 2000 经颅多普勒超声脉搏分析仪采集了1600多例多普勒超声脉搏信号，建立了多普勒超声脉搏信号数据集。其中，与解放军211医院合作采集了900多例体检者、军人和病人的多普勒超声脉搏信号；与广州省中医院合作采集了400多例体检者和病人的多普勒超声脉搏信号；与香港丘中杰糖尿病检测中心合作采集了300多例健康人和糖尿病病人的多普勒超声脉搏信号。该多普勒超声脉搏信号数据集中主要包括健康人、糖尿病病人、肝病病人、胆病病人、胃肠疾病病人和肾病病人等类疾病的多普勒超声脉搏信号。

3. 多普勒超声脉搏信号预处理

多普勒超声脉搏信号存在大量的高频噪声和低频基线漂移,为了能够更准确地利用多普勒超声脉搏信号对疾病诊断分析,需要对多普勒超声脉搏信号做相应的预处理,本文中采用小波分析的方法消除多普勒超声脉搏信号高频噪声和低频基线漂移。

四、基于二阶差分样本熵方法的多普勒超声脉搏信号质量实时分析

(一)多普勒超声脉搏信号质量实时评价方法的意义

在多普勒超声脉搏信号的临床采集过程中,多普勒超声脉搏信号的质量会

受到探头与血管的位置和角度、病人的体动和采集人员的经验、手法和采集时所处环境等因素影响,采集到的多普勒超声脉搏信号质量会有较大的差异,而多普勒超声脉搏信号的质量差异将直接影响到后续的疾病分类诊断研究。

本文又分别挑选出这些人中 50 个健康人和 50 个病人低质量多普勒超声脉搏信号,这些多普勒超声脉搏信号的质量均经过解放军 211 医院具有多年中医临床经验的中医大夫确定。尽管经过去除高频噪声和低频基线漂移处理,高质量多普勒超声脉搏信号和低质量多普勒超声脉搏信号仍存在较大差异。本文定义的高质量多普勒超声脉搏信号是有规律的周期信号,但是每个周期的长度不同,为伪周期规律的时间序列。本文定义的低质量多普勒超声脉搏信号则是周期无规律且血流速度大小变化剧烈的信号,为非周期无规律的时间序列。

为了分析多普勒超声脉搏信号质量对疾病分类诊断的影响,本文利用上述多普勒超声脉搏信号样本分别做两组分类实验:

A 组:在高质量多普勒超声脉搏信号数据集中进行健康人和疾病病人的分类诊断实验;

B 组:将低质量多普勒超声脉搏信号替换部分高质量多普勒超声脉搏信号,然后进行健康人和疾病病人的分类诊断实验。

两种分类方法对健康人和疾病病人的分类精度。表中数据说明,利用两种分类方法对健康人和疾病病人分类诊断,A 组高质量多普勒超声脉搏信号数据集的分类诊断精度均明显高于 B 组包含低质量多普勒超声脉搏信号数据集的分类诊断精度。获取多普勒超声脉搏信号的质量将直接影响到后续的疾病分类诊断精度,然而,现有的多普勒超声脉搏信号采集设备并不具备实时评价能力,需要事后判断信号质量,严重影

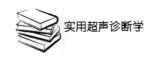

响了分类诊断所需的可靠的高质量多普勒超声脉搏信号的获取效率和分类诊断应用。因此,迫切需要一种多普勒超声脉搏信号质量实时评价方法。

总之,现有的多普勒超声脉搏信号采集设备并不具备多普勒超声脉搏信号质量自动评价功能,从而导致大量临床采集的多普勒超声脉搏信号不能被准确应用于脉诊的客观化研究中。此外,在以往的多普勒超声脉搏信号采集过程中,只能靠中医医师事后人工判断多普勒超声脉搏信号质量的好坏。人工判断不但容易受到主观和人为因素干扰且没有统一的标准,而且人工方法会大大降低样本采集效率,严重影响了多普勒超声脉搏信号辅助诊断的发展。正是基于上述问题,本文提出基于二阶差分样本嫡方法的多普勒超声脉搏信号质量实时评价方法。

(二)多普勒超声脉搏信号质量实时评价方法

本节在样本嫡的基础上提出基于二阶差分样本嫡方法的多普勒超声脉搏信号质量实时评价方法,主要是考虑到样本嫡方法在信号的信息量分析方面具有较好的性能,当采用其计算得到信号的样本嫡值较大时表明信号的信息量和复杂度较高,相反则表明信号的信息量和复杂度较低,而多普勒超声脉搏信号质量差异又主要体现在信号信息量的大小。此外,对多普勒超声脉搏信号进行差分处理主要目的是减少趋势和长期变化的影响,这样差分后的多普勒超声脉搏信号就会一定范围内振荡并趋向于稳定序列,对于其波动的解释更为直观和清晰,与绝对水平值相比较其变化值更易于统计。基于上述考虑,本文在样本嫡的基础上提出基于二阶差分样本嫡方法的多普勒超声脉搏信号质量实时评价方法。

基于二阶差分样本嫡的多普勒超声脉搏信号质量实时评价方法的基本思想是:低质量多普勒超声脉搏信号信息量少、复杂度较低,样本嫡值较小,在二阶差分后样本嫡变化不大,甚至会减小;高质量多普勒超声脉搏信号信息量大、复杂度较高,样本嫡值较大,在二阶差分后样本嫡明显增大。本节提出的多普勒超声脉搏信号质量实时评价方法是建立在对多普勒超声脉搏信号的采集和预处理之上的,主要包括 6 个步骤,下面对该方法的具体实施方式作进一步描述:

确定待测血管的位置,然后用笔标记其位置并涂上超声祸合剂,采用 CBS 2000 经颅多普勒血流分析仪,将探头对准血管并对准好角度,获取手腕动脉超声血流图。

获取手腕动脉超声血流图后,提取手腕动脉超声血流图的外包络线,作为诊断分析的多普勒超声脉搏信号。根据信号质量,获得的多普勒超声脉搏信号分为:高质量多普勒超声脉搏信号和低质量多普勒超声脉搏信号。

计算二阶差分处理的多普勒超声脉搏信号样本嫡。在多普勒超声脉搏信号的采集过程中,为了评价多普勒超声脉搏信号的质量,从而区分高质量多普勒超声脉搏信号和低质量多普勒超声脉搏信号,将该评价方法嵌入到多普勒超声脉搏信号采集设备中。

（三）多普勒超声脉搏信号质量评价结果与性能分析

本节采用二阶差分样本熵方法评价多普勒超声脉搏信号的质量。为了验证该方法分析多普勒超声脉搏信号质量的评价效果,本节首先从多普勒超声脉搏信号数据集中挑选 1000 个预处理后的高质量多普勒超声脉搏信号样本,在质量评价实验中本文又在哈尔滨工业大学志愿者中采集和在之前样本采集的数据中选取合计 1000 个预处理后的低质量多普勒超声脉搏信号样本,这些多普勒超声脉搏信号的质量均经过解放军 211 医院具有多年中医临床经验的中医大夫确定,本节将获取 10s 多普勒超声脉搏信号用于多普勒超声脉搏信号质量的评价,本节选取的低质量和高质量多普勒超声脉搏信号的详细分布,在不同年龄段和性别中所获得的高质量和低质量的多普勒超声脉搏信号的个数基本一致。

然后采用二阶差分样本熵方法分析判别多普勒超声脉搏信号的质量,在信号质量判断中样本熵算法中的维度参数和阈值参数分别选取 $m=1, r=0.15$,而二阶差分样本熵方法中的阈值则在: $=0.1,0.2,0.3,0.4,0.5,0.6,0.7,0.8,0.9,1$ 中选取。最终,计算得到多普勒超声脉搏信号二阶差分样本熵值,再根据阈值判断其质量并与人判断的结果进行对比。

红方格实线为本文提出的基于二阶差分样本熵多普勒超声脉搏信号质量评价方法的 ROC 曲线,分析该曲线可知,本文提出的方法能够在多普勒超声脉搏信号质量评价中得到较好的效果,获得较高 Sensitivity 的同时保持较低 False positⅣe rate 的特点,表明采用该方法在得到高质量多普勒超声脉搏信号时,能够以较低的概率将低质量多普勒超声脉搏信号识别为高质量多普勒超声脉搏信号。为了展现二阶差分在基于二阶差分样本熵多普勒超声脉搏信号质量方法中的作用,本文采用基于样本熵多普勒超声脉搏信号质量评价方法,绿色菱形虚线为基于样本熵多普勒超声脉搏信号质量评价方法的 ROC 曲线,对比基于二阶差分样本熵方法和基于样本熵方法的 ROC 曲线发现,前者在得到更高 Sensitivity 同时能够保证较低 False positive rate,信号质量评价效果明显要好于后者。因此。本文提出在计算消除噪声的多普勒超声脉搏信号熵值前,先对多普勒超声脉搏信号进行二阶差分处理,对多普勒超声脉搏信号进行差分处理主要目的是减少趋势和长期变化的影响,这样差分后的多普勒超声脉搏信号就会一定范围内振荡并趋向于稳定序列,对于其波动的解释更为直观和清晰,与绝对水平值相比

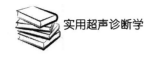

较其变化值更易于统计。

为了对本文提出的基于二阶差分样本嫡方法识别多普勒超声脉搏信号质量提供一个全面客观的评价,本节将其与目前已采用的两种信号质量评价方法进行比较,分别是基于小波变换的信号质量评价方法和基于信噪比的信号质量评价方法。ROC 曲线图说明,在多普勒超声脉搏信号质量评价中本文提出的基于二阶差分样本嫡方法与其他两种信号质量方法相比,同样能够在得到更高 Sensitivity 同时具备较低 False positive rate,因此,在多普勒超声脉搏信号质量评价中本文提出的质量评价方法性能更为优异。

综合分析得出,本文提出的基于二阶差分样本嫡的多普勒超声脉搏信号质量实时评价方法能够有效地判断多普勒超声脉搏信号的优劣,并提高样本采集的效率,同时此结果与人为经验分析后得出的结果基本一致,本研究适用于对多普勒超声脉搏信号的质量的实时评价。

五、基于多尺度样本嫡分析多普勒超声脉搏信号

在传统中医脉诊理论中认为通过脉诊可以了解一个人气血的虚实和其脏腑功能的盛衰等,并且早在几千年前传统中医就已经通过感觉脉搏的跳动诊断出患者的身体情况和病发部位,此外,从生理学及医学的角度来看脉搏主要源自于心脏,是由于心脏的收缩引起的血液在血管中的流动所产生,其在到达手腕之前该血液要流经人体大部分的器官和血管,所以脉搏的跳动包含了大量的人体病理学和生理学信息。

鉴于脉搏跳动中包含了丰富的人体病理学和生理学信息,并且对医生在临床疾病诊断中起到了很大的帮助,大量的国内外研究人员借助现代化信号获取设备获取脉搏跳动信号即脉搏信号,并提出一些高效的方法分析脉搏信号以辅助医生诊疗疾病,例如张等人利用小波变换和希尔伯特—黄变换的分析方法诊疗肾病病人和胆病病人,徐等人提出了脉搏信号形态学的特征,再采用诸如支持向量机、模糊 C 均值和人工神经网络等模式识别方法诊疗患者心血管系统的状态。

根据最近研究人员的大量的科学研究成果揭示多普勒超声脉搏信号对于一些疾病的诊断具有非常好的效果,特别是在与血流速度和血液黏稠度等因素相关的疾病诊断中效果更为明显,因此本章将借助超声医学检查设备获取人体手腕位置的多普勒超声脉搏信号,然后对与血流速度和血液黏稠度等因素相关的疾病进行疾病诊断研究工作。目前,对多普勒超声脉搏信号的分析主要集中在时域和频域上,但是多普勒超声脉搏信号的一些非线性动力学特性并没有被利用,通过查阅文献发现病理的动力学特

性又与信号的规律性增加或由于相关性减弱而引起的复杂度降低这一规律紧密关联。因此,在本文中采用样本嫡的方法分析多普勒超声脉搏信号并将其应用于与血流速度和血液黏稠度等因素相关的疾病诊病研究中。样本嫡方法作为近似嫡方法的改进是由 Richman 和 Moorman 等人提出的复杂度评价方法,它能够更准确地描述多普勒超声脉搏信号的非线性特性,但是在某些情况下样本嫡并不能真正地反映多普勒超声脉搏信号的复杂性,例如,不相关的随机信号(白噪声)的样本嫡可能反映信号更不可预测但并不能表示信号真的复杂,究其原因主要是传统的样本嫡方法只是在单一尺度上定义了信号的复杂性。

考虑到多尺度因素能够更有意义的评价多普勒超声脉搏信号,本文采用多尺度样本嫡方法对多普勒超声脉搏信号诊病研究。首先,在多普勒超声脉搏信号数据库中,挑选健康人和两类与血流速度和血液黏稠度等因素相关的疾病病人样本,其中,包括182 例健康人样本(Healthy,H),72 例肝病病人(LIVer disease,LD)和 205 例糖尿病病人(Diabetes,D)样本。然后,根据不同的尺度因子和样本嫡方法中的参数 m 和计算得到的多尺度样本嫡值构成一个多维的特征向量。然而,在这个多维的特征向量中,存在大量特征造成信息冗余。因此,本文采用多重线性子空间学习(Multilinear Subspace Learning,MSL)的方法从大量特征中提取有效信息。在视多维特征向量为张量并对其做归一化处理之后,采用多重线性子空间学习方法对张量进行特征提取和维数约简,基于降维后的多尺度样本嫡的支持向量机(Support Vector Machine,SVM)分类器对疾病做诊断研究,本文中将采用两种多重线性子空间学习方法:多重线性主成分分析(Multilinear Principal Component Analysis,MPCA)方法和不相关多重线性判别分析(Uncorrelated Multilinear Discriminant Analysis,UMLDA)方法。

六、多普勒超声心动图与左室舒张功能

许多心血管疾病在早期即可对心脏舒张功能产生影响,因而了解心脏舒张功能的变化对临床诊断和治疗具有重大意义。左室舒张功能的变化可引起左室充盈的改变,利用多普勒超声心动图测定二尖瓣舒张期血流速度来判定左室舒张功能已在临床广为采用。二尖瓣口血流频谱是由左室舒张、左房室压差变化及左房收缩所决定,左室舒张早期,左室压快速下降,当左房压超过左室压,左房内血流快速充盈至左心室,形成 E 波,由于左室充盈顺利,左房排空迅速,左房压下降快,故 E 波下降速率大,减速时间 DT 短;舒张晚期,左房主动收缩,向左室内补充充盈,形成 A 波,正常人左房充盈分数为30% 左右。Appleton[la]等通过研究血流动力学指标与多普勒血流之间的关

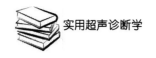

系,提出了二尖瓣口血流三种模式;舒张早期功能不全、伪正常期、限制性充盈模式,并且随左室舒张功能障碍的进展而相应由一种血流模式向另一种血流模式转换,每一种血流模式代表了不同的左室充盈压及舒张早期充盈率。Cohen 等人则进一步总结了前人的研究工作,并提出以二尖瓣口血流 E/A 比率 <1.1 ~ 2.0 >2.0 作为三种模式的区分标准。在左室舒张早期功能不全时,由于心室肌主动舒缓延迟,故使左室内压下降缓慢,舒张早期左房、室间压差减小,故 E 峰下降,此时心房加强收缩以排出心房残余的血量,故 A 峰增高,E/A < 伪正常期作为疾病进展的一个阶段,此时二尖瓣口血流 E/A 恢复"正常",其机制尚未阐明,可能为左房压进一步增高,使得舒张早期房室间压力梯度升高,舒张早期充盈率增加所致。限制性充盈模式时,心室僵硬度明显增加,心室收缩功能亦降低,其左房压进一步增高,左室舒末压亦增高,故在舒张早期房室间压力很快达到平衡产生高尖而短暂的 E 峰,E/A >2.0。随着超声技术的不断进步,近些年来,应用脉冲多普勒技术联合测定二尖瓣口血流频谱及肺静脉血流频谱判定左室舒张功能亦广泛用于临床。肺静脉血流频谱的产生主要由房室舒缩过程中的左房压变化决定的,主要由三部分构成:心室收缩期二尖瓣环下降使左房容积增大,左房压下降,同时左房舒张使左房压降低,故肺静脉血流入左房形成收缩期正向的 S 波;PVF 的 D 波是心室舒张期几乎与 E 波同时产生,此时左房是一通道,左房血入左室致左房压下降,肺静脉内血入左房形成 D 波。PVF 的 AR 波与 MIF 的 A 波一样是因心房收缩而产生,此期左房与肺静脉间压力梯度的短暂反转使左房血逆流入肺静脉形成 Ar 波。正常人的肺静脉血流频谱 S 波大于 D 波,即 S/D >1,AR 波幅度低、持续时间短。随着左室充盈压升高和/或左室顺应性减退,S 波逐渐变低钝,S/D <1,Ar 波幅度增大、持续时间延长。多普勒组织成像(DTI)是近年发展的超声多普勒新技术,其原理与Doppler 显像相同,将高速、低频运动的血流信号滤掉,保留低速、高频的室壁运动信号,使之彩色显像,并可定量显示心室壁运动速度,其中二尖瓣环速度是代表心肌纤维沿长轴方向缩短和延长,其大小能反映 LV 容量的变化。以往的二尖瓣血流及肺静脉血流反映的是血流动力学变化,是心房、心室收缩舒张共同作用的结果,许多研究表明左房顺应性、瓣膜的反流、左室收缩功能的减低均会改变血流频谱形态。二尖瓣环运动反映的是组织结构运动的变化,由心室肌舒缩运动特点可知,二尖瓣环运动最好由心尖长轴切面观察其沿心室长轴的运动,它代表了心肌纤维在这个平面上由基底部向心尖的运动,在这个切面上心肌纤维数目多于任何一个短轴切面,因此正常与异常之间的差别得以放大且较少依赖局部变化,故不少学者试图应用二尖瓣环运动来作为一个较为稳定的评价左室舒张功能的指标。DTI 测定的二尖瓣环运动频谱由三个成分

组成:Sa 峰反映了收缩期的心肌运动,Ea 峰直接反映了舒张早期左室心肌的自动松弛功能,Aa 峰则与舒张晚期左房收缩时牵拉二尖瓣环使左室心肌被动运动直接相关。其中二尖瓣环平均舒张早期峰值运动速度(Em)是目前评价左室舒张功能的主要指标,Em 随年龄增长而减小,在青少年,一般大于 0.1 m/s,而在成年人,一般大于 0.08m/s。在正常人,左室不同部位的 Em 之间存在差异,从左室基底段、中间段至心尖段 Em 逐渐减小,同一水平不同心肌节段的 Em 也有差别,即后壁、侧壁和下壁较大,前间隔、后间隔和前壁较小。故本组试验中在心尖四腔面及二腔面分别测定二尖瓣环的侧壁、室间隔及前壁、下壁各位点的舒张早期运动速度峰值 Ea 及舒张晚期运动速度峰值 Aa 及二者的比值 Ea/Aa 及等容舒张时间 IVRT,并计算其平均值。随着左室舒张功能异常程度的加重,即从正常→松弛性减退→假性正常化→限制性充盈的发展过程中,二尖瓣及肺静脉的血流参数先升后降或先降后升,与左室舒张功能异常程度之间存在一种抛物线的曲线变化,如果不结合临床资料和心导管检查结果,难以确定所测的血流参数是位于抛物线的左侧还是右侧,不能准确判定舒张功能减退的程度,但是 Em 与左室舒张功能分级之间存在良好的相关性,随着左室舒张功能损害程度的加重,Em 逐渐变小。以往的研究证实,无论左室充盈压如何变化,Em 与等容舒张期左室压力下降时间常数之间始终存在良好的相关性,并且对二尖瓣血流频谱表现为正常或假性正常化的病人静脉注射硝酸甘油后,E/A 明显减小,而 Em 没有明显变化。因此,我们认为 Em 与左室心肌松弛性密切相关,而受前负荷的影响较小,是评价左室舒张功能的较好指标。

（一）年龄与左室舒张功能

大量资料表明左心室充盈参数的变化与年龄有较密切的关系,即它可随年龄的增长而发生改变。随着年龄增长,左室心肌间质成分增加,心肌松弛性下降而顺应性正常,左室舒张末压尚未发生改变时,由于左室心肌松弛性下降,导致心室舒张早期充盈减少,充盈速率减慢,从而左房内残余血量增多,肺静脉回流减慢,故心舒张期,表现为 MIF 参数 Epeak,E/A 降低;PVF 参数 PVD 降低。而房缩期心房前负荷增加,左房做功增加,由此产生一个更有力的心房收缩,左室充盈代偿性增加,MIF 参数 Apeak,Ai. AF 增高,此时,心房压力增高,肺静脉血流不向左房内回流,故肺静脉内储留血量增多。心室收缩期,由于心房主动舒张与肺静脉储血量增多的双重作用下,肺静脉内积蓄的血液充盈至左房内,表现为 PVF 参数 PVS,Si,PVS/PVD,SF 均增高。本研究显示随年龄增长,二尖瓣口血流频谱参数 Epeak,E/A 比值逐渐下降;Apeak 逐渐升高,均显示40 岁以后出现明显改变,但以上参数在 80 岁组段与其余各年龄组段之间未见有统计

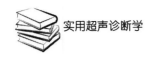

学意义的差异,可能因 80 岁组段入选人数较少,未能显示总体变化趋势,该检测的结果与国内外报道基本符合。

心率与左室舒张功能随着心率的加快,左室舒张时间缩短,舒张期左心血液回流减少,前负荷减低,故舒张早期充盈减少,而房缩期心房代偿性有力收缩,使舒张晚期充盈相对增加,故出现生理性的舒张功能减低。本研究结果显示无论应用脉冲多普勒测定的二尖瓣口血流频谱还是组织多普勒测定二尖瓣环运动速度频谱,与心率范围在 50～60 次/分之间相比,心率大于 90 次/分时,E/A 比值及 Em/Am 比值显著降低,说明心率也是影响左室舒张功能的一个不容忽视的因素。本研究中未见肺静脉血流频谱随心率变化的显著性差异,原因是在一定心率范围内心率增快对收缩期肺静脉血液回流影响不大。

与肺静脉血流频谱及二尖瓣环运动速度指标相比,二尖瓣血流频谱(MVFP)指标获取较为便捷,受声窗及图像质量影响相对较小,但结果受年龄、心率、心律、跨瓣压差、左室心肌松弛性、左室顺应性、左房大小和功能、心脏前后负荷及左室收缩功能等若干因素的影响,所以综合判断各项指标,才能对左室舒张功能做出客观评价。肺静脉血流频谱受心率影响相对较小,其他影响因素同二尖瓣血流频谱,但本人体会其结果受受检者声窗条件及呼吸影响较大,虽尽量统一取样位置、减小血流与声束方向夹角、获取最为清晰的图像,但结果仍有较大程度的偏差。脉冲组织多普勒技术测定二尖瓣环运动速度反映的是组织结构运动的变化,影响因素相对较少,结果敏感而准确,但同一水平不同心肌节段的运动速度不同,故需在左室长轴面、心尖四腔面及心尖两腔面分别测量前间隔、后壁、前壁、下壁、后间隔及侧壁运动速度,取其平均值,方能对左室整体功能进行全面评估。

近年发现,冠心病等左室舒张功能减退常先于心脏收缩功能的改变。冠心病心肌缺血时,其病理改变导致节段性灌注异常,继而表现为代谢障碍,随后是节段性的舒张功能异常,进一步出现收缩功能减弱。本文研究中,与正常对照组比较,冠心病心肌梗死病人 EF > 50% 组及 EF < 50% 组的多普勒超声心动图左室舒张功能参数 Em,Em/Am 比值及 IVRT 都显示出具统计学意义的差异,也充分证实了这一点。左室舒张功能异常的形式主要表现为三种. 最早出现的左室充盈减低(松弛功能减低);左室充盈假性正常及晚期的限制型异常。几乎所有心脏病病人舒张功能异常均表现为这三种形式。Appleton 根据这三种表现形式指出了舒张功能发展的自然过程。左室充盈异常的三种形式贯穿于疾病的发展全过程,不同舒张功能异常形式之间亦可出现转换,取决于病情的好转与进展。Cohen 等人则进一步总结了前人的研究工作,并提出以二

尖瓣口血流 E/A 比率 <1,1~2.0,>2.0 作为三种模式的区分标准。在左室舒张早期功能不全时,由于心室肌主动舒缓延迟,故使左室内压下降缓慢,舒张早期左房、室间压差减小,故 E 峰下降,此时心房加强收缩以排出心房残余的血量,故 A 峰增高,E/A<1。伪正常期作为疾病进展的一个阶段,此时二尖瓣口血流 E/A 恢复"正常",其机制尚未阐明,可能为左房压进一步增高,使得舒张早期房室间压力梯度升高,舒张早期充盈率增加所致。限制性充盈模式时,心室僵硬度明显增加,心室收缩功能亦降低,其左房压进一步增高,左室舒末压亦增高,故在舒张早期房室间压力很快达到平衡产生高尖而短暂的 E 峰,E/A>2.0 随着左室舒张功能异常程度的加重,即从正常—松弛性减退~假性正常化—限制性充盈的发展过程中,二尖瓣及肺静脉的血流参数先升后降或先降后升,与左室舒张功能异常程度之间存在一种抛物线的曲线变化,如果不结合临床资料和心导管检查结果,难以确定所测的血流参数是位于抛物线的左侧还是右侧,不能准确判定舒张功能减退的程度。本研究中脉冲多普勒测定的二尖瓣血流参数及肺静脉血流参数 Epeak,Apeak. PVS/PVD 及 DTI 测得的 IVRT 结果也显示出这种变化特点,仅于左室松弛性减低组及对照组之间显示出具统计学意义的差异,不能用以鉴别假性正常化的舒张功能。但是本文中应用 DTI 技术测定的 Em 值及 Em/Am 比值随着左室舒张功能损害程度的加重呈逐渐减低趋势,且与左室舒张功能障碍分级相关性良好,与以往的研究结果相一致。本研究中限制性充盈组仅有 1 例病人,未显示出各参数变化的明显趋势。因此,我们认为 DTI 技术测定 Em 与 Em/Am 比值是评价左室舒张功能的较好的方法,尤其用以鉴别假性正常化的舒张功能时,较传统脉冲多普勒技术测定二尖瓣及肺静脉的血流频谱有明显优势。

（二）组织多普勒成像技术对冠心病心肌梗死病人左室收缩功能的评价

冠心病心肌缺血的早期和范围局限的心肌梗死时,心脏只会表现出局部的功能异常,发展到相当程度时,才会表现为整体功能下降。DTI 是一种新近开发的无创性室壁运动分析技术。它是在传统的探查心腔内血流的彩色多普勒仪器的基础上,通过改变多普勒滤波系统,除去心腔内血流产生的高速、低振幅的频移信号,保留心肌运动产生的低速、高振幅的频移信号,能定量测量室壁运动速度。它具有以下特点:①可以直接从心肌组织提取信号;②不受组织反射回来信号幅度的影响;;③不受前方组织声衰减的影响。DTI 反映心室心肌局部的舒张及收缩功能,而二尖瓣口的多普勒血流频谱技术反映的是心室整体的舒张功能,在心尖四腔切面用 Simpson 法测得的射血分数 EF 也是反映心脏整体收缩功能的指标,因而其结果在很大程度上依赖于操作者对心内膜的主观勾画。故 DTI 技术对心功能的评价明显优势于传统的方法。PaiRG 等以 2-DE 测

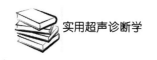

量的二尖瓣环收缩期位移幅度与核素左心室造影测定的 LVEF 显著相关（r = 0.95）。Gulati 等应用 DTI 检测了二尖瓣环 6 个部位的运动速度,它与左室射血分数呈线性相关（i = 0.86）。部朝晖等对冠心病病人的研究,也显示二尖瓣环运动与 LVEF 高度正相关（r = 0.87）。本文应用 DTI 测定二尖瓣环后间隔、侧壁、前壁及下壁四个位点的收缩运动速度 Sa,并取其平均值,直线相关分析表明 Sm 与 EF 相关系数 R = 0.6202,与前人研究结果相符。

用二尖瓣血流频谱评价左室整体舒张功能的损伤程度有了基本划分,同时也提出了一个新问题,即对左室充盈"假性正常",仅靠二尖瓣血流频谱难以识别,本文研究中也证实了这点。1991 年 Hoffman 认为肺静脉血流频谱有助于舒张功能的分析。Rossvoll 报道,在二尖瓣血流频谱出现"假性正常"时,肺静脉血流频谱是不正常的,PVS < PVD,Ar 波流速增加,DAr 延长。在本部分研究结果中所有心肌梗死病人,尽管根据二尖瓣血流频谱其舒张功能分级有所不同,但肺静脉血流频谱结果均为 PVS/PVD > 1,与以往的研究结果不符合;部分假性正常化病人 Ar 及 DAr 有所增加,但在整体组间未见明显差异。分析可能原因为右肺上静脉距探头较远,受受检者声窗条件、呼吸、血流动力学变量及检查者操作等诸多因素影响,经胸检查获得满意图像有一定的限制,加之本组研究中入选的假性正常化例数仅为 8、限制性充盈例数仅为 1,样本含量太小,不能反映总体趋势。在今后的研究中需不断提高操作水平,严格控制各种可能影响结果的因素,并扩大样本含量以尽量减少抽样误差对样本整体特征的影响。

Sohn 等曾在二尖瓣环运动与左室舒张功能的关系中描述了二尖瓣血流频谱与二尖瓣环运动速度频谱之间的对应关系,指出舒张功能从正常—松弛性减退—假性正常化的发展过程中二尖瓣环的 Em 持续下降,Am 持续增高,EmlAm 比值从正常的大于 1 转变为小于 1,而且随舒张功能障碍进展而不断降低。本部分研究结果也证实了这一结论。Sohn 指出在限制性充盈模式中,Em 显著低于正常人,Em/Am 比值是大于 1 的。本文入选的限制性充盈例数仅为 1 例,Em 虽低于正常对照组,但仍在正常范围内。故在今后研究中,我们仍需扩大样本含量,探讨限制性充盈人群的总体 Em 水平,进一步完善 DTI 技术对左室舒张功能的评价。

冠心病心肌梗死病人出现左室舒张功能障碍常先于左室收缩功能障碍:DTI 测得的 Em 及 Em/Am 比值可用于鉴别左室舒张功能的假性正常化;DTI 测得的 Sm 可作为评估冠心病心肌梗死病人左室收缩功能的重要参数,结合其他超声心动图指标可更为全面地对病人进行临床评价。

由于左室舒张是一个复杂的多因素相互作用的过程,多普勒超声心动图单一指标

无法准确反映整个左室的舒张功能,因此必须综合考虑,全面评价。高龄、心率快、左室前负荷减低或后负荷增加时可出现假阳性,表现为 E/A 减低,假性正常者须参照肺静脉血流频谱、组织多普勒二尖瓣环运动速度等检测结果综合分析。负荷状态、二尖瓣或主动脉瓣反流、心率、心律、收缩功能状况等因素均会影响多普勒超声心动图评价舒张功能的准确性,现有反映舒张功能的多个指标间的敏感性、特异性和准确性还待进一步研究。

第四节　超声医学教学特点

超声医学是医学影像专业的主要分支之一,它是电子学、医学工程学、解剖学、病理学和临床医学互相结合产生的一门学科。结合超声医学的发展和该学科本身的要求,在超声医学教学中采用多元化教学模式,力求使学生发挥学习的主观能动性,在掌握基本知识的同时,紧密结合临床和病理结果,不断提高教学质量。

一、超声医学的结构及教学特点

超声医学是指应用超声波的特性和人体组织对超声反射不同的原理形成图像,来诊断人体组织的形态结构、物理特征和功能状态及病理状态的一种非创伤性检查。其课程构架为超声成像原理、超声检查方法、各系统器官正常和病理状态下超声表现、鉴别诊断。对于不同专业的学生,超声医学的教学大纲要求不同,因此在授课过程中应结合不同专业和不同的教学要求采用不同的教学方法。超声的基本知识是超声医学教学的难点;各系统器官正常和病理状态下超声表现是超声医学教学的重点;鉴别诊断部分对于医学生来讲是教学中需要了解的部分。以往的超声授课多采用"教师讲,学生听"的方式,学生往往被动地接受知识。而目前本教研室采用的多元化教学法,以教学内容为中心,以学生的自主学习和关键知识为切入点,根据超声医学教学特点,将多媒体教学、案例教学、PBL 教学法及类比教学法等教学方式灵活应用于教学中。该方法既可发充分发挥学生学习的主观能动性,又可大大提高学生学习的兴趣和积极性。

二、多元化教学方法在超声医学教学中的应用

(一)多媒体教学法

多媒体教学法是一种通过直观的画面、文字、图形、图标等,使学生较清晰、准确、

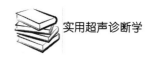

简单地理解所授内容的教学方法。超声医学的基本原理比较难理解,较枯燥,非常抽象,学生学习有一定的难度。而多媒体教学法则通过生动形象的动漫图画展示,使基本原理简单易懂。如在讲解多普勒效应这一专业名词时我们采用火车进入车站和出车站的动漫,使学生浅显易懂地理解了正向频移和负向频移。三维技术的应用和三维图像的形成使脏器的病变可直观显示。

(二)案例教学法

案例教学法是一种以案例为先导,以问题为基础,以学生为主体,以教师为主导,根据不同的教学内容,选用具有一定代表性的案例进行讲解和分析的教学方法。教师运用案例教学法,通过多种方法启发学生,要求学生运用基本理论知识去分析、判断案例中提出的问题。如在讲解阻塞性黄疸时,教师于课前给学生一病例:患者,女,34岁,主因右上腹疼痛,皮肤发黄就诊。超声检查显示:胆囊肿大,腔内可见多发强光团,后伴有声影,肝内胆管扩张,肝外胆管上段宽约14mm,下段腔内可见一强光团,主胰管扩张,请给出超声诊断结果及鉴别诊断。学生们经过前期课程的学习和相互讨论,课后给出了正确的结论。在国际化的今天,教师可从外文原版教材中选取一些英文案例用于教学,这样不仅可提高学生英语专业词汇,同时有利于双语教学和学生的英语思维能力。

(三)PBL教学法

PBL教学法是以学生为中心,在学生充分自学、讨论的基础上,展开以问题为引导的启发式讨论及互动型教学。如:在讲解先天性心脏病房间隔缺损时,首先设计问题:房间隔缺损中临床听诊是收缩还是舒张期杂音?为什么?学生分组讨论,并给出两种答案及相应的解释,在做最后的分析总结时,教师先引导学生回顾分析心脏的解剖和血流动力学特点,左房压力虽高于右房,但两者之间的压力阶差较小。深究其因,房间隔缺损时,左房血经过缺损口入右房、右室、肺动脉,造成论文代发 price.51lunwen.org右心容量负荷增加,导致肺动脉瓣的相对性狭窄,所以临床听诊为收缩期杂音,教师在此基础上再讲解二维及多普勒声像,学生就较易理解和接受。PBL教学法使学生在面对具体的临床问题时,将基础课程和临床课程的知识相互融会贯通、相互渗透,这样不仅可使学生灵活地应用以往的知识,还可不断培养学生的临床思维能力。

三、多元化教学中应注意的问题

在多元化教学中,学生由传统的"被动学习"变为"主动学习",参与到教学中,学习积极性大大提高,通过查阅相关知识及相互之间的讨论,充分发挥了其主观能动性,提高了学生获取、整合、运用知识的能力,提高了分析问题、解决问题的能力,开拓了学生的临床思维能力。在多元化教学中,学生要积极准备,系统地预习和复习,讨论中踊跃发言,对于不善言辞的,教师应当给予适当的照顾。在信息化的今天,学生还应积极主动掌握获取信息的技术,如上网查资料等。

总之,在目前的教改中,培养创新型人才是关键,在超声医学教学中采用多元化教学模式,不但可激发学生的积极主动性,还可提高学生的临床思维和求知欲,不断提高教学质量。

超声医学是一个处在高速发展阶段的临床学科。应用于临床数十年,在这期间,超声医学的诊断水平、理念、模式已发生了多次革命性的变革。超声医学技术在疾病中所发挥的作用已经超越了单纯的定位与定性诊断,并在选择治疗方案、制定详细手术计划、疗效评估以及微创治疗等方面,正在发挥着越来越大的作用。超声医学技术是临床难以缺少的重要工具,在超声教学中必须提高医学生对超声临床应用的认识,使医学生能熟知各种超声技术的特点,掌握其适应证,更加充分地利用这一技术为临床服务。

四、超声技术的广泛性

超声技术在临床应用范围广泛,可对甲状腺、乳腺、肝脏、脾脏、胰腺、心脏等多个脏器及多个系统疾病的予以明确诊断。内科、外科、妇产科等多个临床科室均离不开超声成像。超声成像对局灶性疾病的诊断效能又高于弥漫性病变。例如可对超声对胆石症特别是胆囊结石可以确诊,识别肿块是囊性还是实性的准确率超过90%,对囊性肿块病理性质判断的准确性高于实性。超声检查在胆系疾患检查中简便、安全、实时成像,可多次重复检查,对胆系疾患诊断的敏感性强,准确率高,应作为胆系疾患的首选或初诊筛选用。超声医学教学过程中,应使医学生掌握超声在临床的应用范围,有助于在以后的临床工作中选择这一准确有效的技术,提高临床诊断水平。

五、超声技术的局限性

超声使用也有其限度。气体是影响超声诊断的最主要因素。左肝外叶、胰腺和肝外胆管中下段与胃肠道相邻,胃肠气体会干扰对这些部位的检查。肝脏近横膈顶部和脾上极的检查则可能会受到肺气的影响。对胆总管下段病变,尤其壶腹部附近者,常因胃肠道气体、骨骼干扰以及超声野的限制而观察不清,导致敏感性及准确性均较低。肝内二级以下肝胆管难以显示清晰。对胆石的诊断存在一定假阳性或假阴性结果。超声检出病变存在的敏感度与超声探头的频率有关。声波的频率与分辨力成正比,与

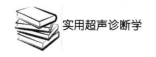

穿透力成反比。体外超声检查腹部脏器一般用穿透力强的低频探头,扫查的范围和深度大,可发现直径 1.0cm 的病灶,但是如果被检者比较肥胖,诊断效能将打折扣。检查甲状腺、乳腺等浅表器官,或施行腔内超声、超声内镜、管道内超声、术中超声时探头频率可用到 10MHz 甚至更高,能够检测出 0.5cm 甚至更小的病变,但穿透力弱,可检深度小。彩超和 X 线血管造影等其他检查比较,可同时观测动脉和静脉,除了显示血流图像之外还能提供流速、流量、阻力、逆流、湍流等多种血流动力学信息。但是彩超不能像 X 线血管造影那样能够描绘一个较大血管分支的完整的血管树。因此,在超声教学过程中,必须使临床医学生认识到超声技术并非万能的,只有了解超声检查的诊断作用和有关的影响因素,才能有助于正确评估某种方法的诊断能力和选择更有效的检查手段,选择准确有效的检查技术,用最少的检查达到诊断目的,合理利用临床影像技术,提高临床工作效率和减轻患者的负担。使其发挥更大的作用。

六、超声技术的先进性

随着当今科技日新月异,超声技术不断更新。目前主要有内镜超声、介入超声、术中超声、腹腔镜超声、血管内超声及三维立体超声、超声造影成像等新技术和新方法。这些新的技术大大促进临床诊断及治疗水平。内镜超声可较好地显示胃肠肿瘤病变的所在部位和范围,测量病变大小和管壁增厚的程度,了解肿瘤的周围临界及浸润情况。内镜超声还可克服肠腔气体及相邻骨骼的干扰缺点,提高对胰腺头部病变的诊断。超声定位下的穿刺活检较方便、准确,并可在超声引导下插管、引流等,减少手术创伤。术中超声用特制探头作术中扫描,可协助外科医生准确、快速和安全完成某些脑部、心血管、腹部器官手术。它可减少手术前或手术中的大量 X 线检查。手术中超声扫描还可以帮助在实体器官中寻找肿瘤,在胆管和肾中寻找结石,发现不正常的组织结构,找出遗漏的小病灶,提高对病变的分辨力,弥补术前超声死角等。超声三维立体超声技术可生动形象的显示肿瘤血运及立体结构,可为临床医师制定手术方案提供了重要参考依据。在超声医学教学过程中,超声医学的教学内容必须不断更新和调整,应该及时向学生适当讲授新知识、新技术。

在超声医学教学中,笔者深深体会到超声医学是与临床多科室广泛联系、迅速发展、日新月异的学科,从以上 3 个方面入手,提高临床医学生对超声应用的认识,一方面有助于全面推动教学工作健康发展,另一方面对于医学生以后的临床工作具有重要意义。

第二章　超声诊断

　　超声诊断法 1942 年奥地利 K·T·Dussik 使用 A 型超声装置。用穿透法探测颅脑。20 世纪 50 年代初期,A 型超声诊断法应用于临床,不久 B 型和 D 型超声诊断法相继问世。20 世纪 70 年代,B 型快速成像法兴起。20 世纪 80 年代初,脉冲及彩色 D 型超声实用成功。一九六四年我院李国栋等先后应用脉冲式 A 型超声诊断法,1982 年引进日本 ALOKaSSD－256 型及东芝 SAL－22A 型 B 超诊断仪,1983 年正式应用于临床,我院为西藏高原首次应用超声诊断的一家医院,目前已有数名超声专业人员。1984 年以后全区许多医院相继开展超声诊断技术。超声医学涉及的内容广泛,在诊断疾病中有着很高的价值,目前已受到临床各科的广泛重视,特别是近年来超声诊断技术发展迅速,应用范围逐步扩大,并诊折符合率与内地同等医院的水平相近二超声诊断技术不但弥补了 X 线 CT 诊断的不足。而且具有独特的优点,操作方便,检查迅速、对人体无损伤,直动观态性能好,对软组织分辨率高,价格便宜等,这些射线类医学诊断所难以达到。正是这些特点,使超声诊断迅速发展并广泛应用。当今超声医学是门新兴的尖端科学技术. 在高原地区交通不便,医疗设备简陋的情况下具有很高的诊疗价值,它能农代传统的医疗设备。应用超声技术可减轻国家及患者在医疗费用上的负担,过去因诊断条件所限。许多疑难病患者靠内地医院的确诊,其承受经济费用达数千元之上。自我院开展 E 型超声显像诊断以来。患者基本得到及时明确诊断,又减轻了患者在经济上负担,近年来明显减少了送往内地诊治的患者,从而减轻了国家和患者在医疗费用的负担,提高了经济效益和社会效益。近十年来,医学超声已能检查胸腹部脏器,过去在临床上难以发现及不能及时确诊的疾病,现通过 B 超技术能早期发现病变。可早期发现肝占位性病变的检查率达 2 毫米左右,可清楚显示胆囊、肝内血管、脾胜、胰腺、肾脏等检查出有否占位性病变,尤其对积液与3t 肿的物理定位和数梦液等的诊断准确率很高。对妇产科疾病户,如胎盘的定位,羊水量测量、又能对单胎或多胎、胎儿发育情况及有否畸形和葡萄胎等做出早期诊断。对眼内异物、乳腺、前列腺、膀肤、甲状腺、心脏各瓣膜及房室大小等疾病中有较好的诊断价值。据有关专家追踪病例统计。a 型超声显像的确诊率可与 X 线 CT 的诊断准确率相媲美。1980 年

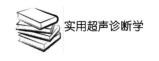

美国临未使用的 B 超声显像仪又超过了 X 线机的数量,以致室称进入"医学超声年"。现在全世界每年有数以万计的患者接受各种超声诊断检查,日本是世界上超声诊断应用最广泛的国家之一,七十年代末采用超声诊断技术作大规模的健康普查。我国目前已有六万多人从事医学超声工作,每天有三四十万患者接受超声诊断。超声诊断近年来,总的发展趋势是从静态向动态快速成像、从黑白向彩色图像过渡,从二维图像向三维图像迈进。医学超声必将极大的促进高原医学的发展。

第一节　临床超声医学中计算机图像处理技术

当前随着科学技术的不断完善,科学技术对各行各业所带来的改变也是有目共睹的。因此,我们可以看到在临床医学当中,仅仅依靠以往的图像处理技术是难以跟上时代的。为此,将临床医学与计算机技术相融合,多学科的交叉可以促进计算机图像处理技术的发展。并且,借助计算机图像处理技术就可以有效地提高临床治疗的质量与安全,提高利用计算机图像处理技术进行诊断的准确性。为临床医学进行治疗提供了十分重要的参考。

一、医学图像技术研究

(一)医学图像处理技术

随着图像处理技术在医学中广泛的普及,尤其是多种模式的数据加以融合,为获得全面有效地医疗信息,在临床医学的计算机图像处理技术当中图像的配准是对临床医学的研究有着十分重要的作用的。现代的医学图像处理技术是将计算机图像处理技术应用到临床医学当中,但是有别于以往的传统医学图像,现代的医学技术可以更加有效地确保各种病理信息的真实与客观,这是十分重要的。

(二)图像新技术的分析与应用

随着近几年在当前的医学图像处理过程中,医学的图像处理技术是需要相应的标准对图像进行分割的,在临床医学当中由于患者的病理特征不同,因此在对患者的病理部位进行图像分析的时候根据治疗的需要,是需要对图像进行分割的。根据处理对象的角度,对处理对象的整体进行分割,分割为感兴趣的区域以及其他区域,针对某一区域的信息进行完善。因此现代的医学图像处理技术不是简单的处理,而是可以构建起一定的神经网络和统计学模型,借助这些来实施图像的分割。

此外,因为在临床医学当中对图像的处理往往是需要进入融合的阶段,而图像的配准则可以让图像的融合减少消耗的时间,可以做到准确和迅速的融合以便帮助临床医学进行判断。可以看到,图像的配准可以为图像融合技术起到了十分重要的预处理技术。

医学影像技术融合了计算机科学、物理学、生物医学等领域的许多新技术,是医学研究和临床医学的重要手段。本文对计算机图像处理技术在临床医学中的应用和计算机辅助诊断、治疗技术的应用及其研究进展。

(三)影像技术的特色和重要途径

随着科学技术的进步,多学科交叉和融合成为现代科学发展和进步的突出特色和重要途径。医学影像技术作为医学研究和临床医学的重要手段,综合了计算机科学、生物医学、物理学等许多新技术的应用,成为近二十年医学技术中发展最快的领域之一。

通过应用计算机图像处理技术辅助医学诊断与治疗,在很大程度上提高了诊疗质量,其已成为当今的热点研究。医学影像技术涉及了诸多领域的新兴技术,是多种前沿科技融合而成的产物,也是进行医学研究以及临床阶段的医学实验所必需的一种手段。主要对计算机图像处理技术在实际医疗中的使用情况,以及使用计算机技术来帮助医生对患者进行治疗的实际状况进行了阐述。

二、计算机图像处理技术在临床医学当中的应用

临床医学当中一些特殊的医学领域是需要借助计算机处理技术来进行的,通过照相机以及摄像机对图像进行拍,在现阶段的医学领域当中计算机图像处理技术可以更加广泛地得到运用。除此之外,计算机可以为使用者带来更多的便利。计算机技术为图像拍摄提供了更为专业的镜头,这种镜头在使用过程当中可以进入人体口腔的各个部位,并且可以全角度的获取图像,因此在口腔内科当中得到广泛的应用。

Ledley 在 1966 年首次提出"计算机辅助诊断"的概念,经过多年的发展之后形成了现在的计量医学。而将 CAD 技术应用于医疗诊断之中需遵循以下流程:临床取得计算机影像资料→在电脑上进行数据库比对和数据分析→就此情况给出相应反馈。之前的专家系统绝大多数情况下都会使用概率统计的方法来得出结论,但随着计算机技术的不断发展,越来越多的前沿科技被引入专家系统中,使专家系统成为眼下最为常用的辅助诊断系统。CAD 技术的应用是目前医学影像诊断这门学科的主要研究方向之一,由于其计算计量的精确度相当高,可以多次重复使用,没有工作时间限制等特

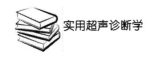

点,目前已经被应用于肺结节性病变、乳腺癌等疾病的早期诊断中。这样,不仅可以在疾病早期及时发现并且确诊,还在很大程度上提升了诊断的准确度,将诊断阶段出现问题的概率降到最低,使临床医疗的诊断变得更加精准。

不同的医学应用所需要的摄像头也是有所不同的,在临床医学当中需要专门配置一套可以插入根管内部的微型摄像头。这些摄像头可以在使用当中针对于患者的情况进行适当的移动从而观察到患者患病部位的详细情况。在未来的一段时间计算机技术在临床医学当中的应用会越来越广泛。新型的技术虽然可以在短时间内对医疗工作人员的工作效率带来实际上的改进,但是相对而言,医疗人员的工作素质与工作能力都需要与计算机技术相匹配,也就是医疗工作人员需要了解到计算机图像处理技术的使用方法,才能够灵活使用计算机图像处理技术。

三、临床医学当中计算机图像处理技术的应用前景

让医生可以直观地了解到患者的病情以及病变的位置。为此在有限的空间内进行手术是可以让计算机图像技术对空间进行延伸,从而有效地增强了实施手术的准确度以及精度。在现代临床医学当中计算机技术的应用已经不是十分罕见的案例,目前出现了计算机辅助外科手术,通过现代的数字影像技术对计算机进行处理与分析,在临床诊断当中需要通过图像技术对一些原始的数据进行恢复。医生在给患者进行手术的时候通过计算机图像技术加以辅助可以极大地提高手术成功的准确率。

随着科学技术的不断发展,我国临床医学当中的计算机图像处理技术也越来越成熟。医学影像技术的发展就是计算机技术与临床医学相结合所产生的。随着近几年临床医学的不断完善,计算机图像处理技术的应用在医学当中所起到的作用也越来越大。本文基于临床医学的角度对计算机图像处理技术的应用进行分析。临床医学当中的计算机图像处理技术的应用是势在必行的,计算机图像处理技术提供更精准的图像定位,为临床治疗提供了重要的辅助作用。因此可以看到,临床医学当中计算机图像处理技术的应用前景是十分广阔的。

计算机图像处理技术还需要建立起相应的数据处理库,这是为了让数据资料可以保留下来,对典型的案例进行分析和总结,找出有效的方法以便于遇到相似的案例进行解决。图像软件的使用是需要医护人员与患者进行沟通的,计算机图像处理技术的使用也需要获得患者的同意才能进行下去。

对计算机图像处理技术与临床医学的结合进行分析,对日后的临床医学的应用提供了重要的借鉴与参考。因此可以看到,计算机图像技术在临床医学当中的应用是有

着十分广阔的前景的,并对日后的临床医学的发展起到了重要的辅助作用。

第二节　基于 Web 的超声医学图像三维重构

　　基于 Web 的三维可视化系统充分融合了现代网络技术、医学成像技术以及图像处理技术,使得处于不同地域的医生参与远程会诊;它能帮助生物医学工作者提高解剖结构的理解力,提高学习与交流的便利性,以及促进现代医学与人类社会的健康发展。本文开发出基于 Web 的医学图像三维可视化系统技术,使得这些技术具有良好的鲁棒性、精确性和实用性,在网络数字化医疗诊断、教育中发挥实际作用随着 Web 技术的快速发展与医学成像水平的不断提高,基于 Web 的医学图像三维可视化逐渐在生物医学领域中占有主导地位。

　　三维重构后的可视化图像能清晰地显示人体器官的解剖结构。本文提出了基于 AJAX 与 X3D 结合的场景交互框架,实现 X3D 标准的 API 和 ECMA 交互脚本的应用,通过三个二维平面来确定待显示的三维目标,实现三维目标的交互式应用 Web 医疗图像三维重构可视化应用。

一、GPU 并行重构

　　三维重构的方式主要分为面绘制与体绘制两种。体绘制需要将数据场中每个体元的值映射为颜色与阻光度,这一映射过程通过传输函数实现,转换后的 RGBA 值通过合成投影到帧缓冲区相应的像素位置上,合成的方式可以通过多种算法实现。绘制是指在三维数据场中构造并显示等值面的过程,是从三维数据场中还原物体三维信息的主要手段之一。基于多核 GPU 并行技术方式的 MC 算法,将 2D 横断面分割成多个独立的片段,通过重构合并多线程进而形成 3D 等值面模型。

二、X3D 模型转换与纹理映射

　　重构模型的 X3D 的模型转换技术及相应模型的纹理映射,形成 Web 兼容的 3D 格式。等值面中的坐标将被转换到 X3D 中指定的索引面集合节点中。该索引面集被用于表示 X3D 重构模型中的一个多边形网格的形状和表面。为了将纹理映射到这样一基于 Web 的医学图像三维重构与可视化方法文/赵聪聪王进科随着 Web 技术的快速发展与医学成像水平的不断提高,基于 Web 的医学图像三维可视化逐渐在生物医学领域中占有主导地位。

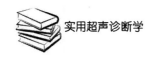

三维重构后的可视化图像能清晰地显示人体器官的解剖结构。本文提出了基于AJAX与X3D结合的场景交互框架,实现X3D标准的API和ECMA交互脚本的应用,通过三个二维平面来确定待显示的三维目标,实现三维目标的交互式应用Web医疗图像三维重构可视化应用。

创建一个和模型同样大小的模板立方体。将输入的2D横断面生成的纹理图像,根据其坐标被映射到立方体里模型上,然后合并纹理立方体和重构模型的索引面集节点。我们使用了完整的分辨率图像切片,并且计算是运行在GPU平台上,从而产生适用于Web的X3D模型,最终使得本文获得的重构模型更加灵活,更加容易被扩展,并且被一般的3D浏览器支持。

三、集成X3D的MVC可视化

提出MVC的框架设计模式的过程中,设计了一个可视化的流水线系统,从而来有效地提高系统的灵活性与扩展性。在可视化框架设计中,我们根据MVC设计原则将系统划分为模型层、视图层、控制器三层。

(1)模型层

主要是提供操作的数据,如等值面模型、纹理模型、可绘制点等。

(2)视图层

为了使得生成的等值面被OpenGL可视化,在处理层我们需要重点提出了等值面模型转化技术,即将等值面转化为多边形模型。

(3)控制器

分派请求和控制流程,主要是将ECMA脚本等添加到视图模型中,从而提高可视化系统在Web页面上的交互性。

四、AJAX与X3D结合的场景交互

Web3D技术提供多种方式来实现可视化的场景交互。本文对于三维可视化过程中场景交互仅仅聚焦在三维目标的平移、旋转、放缩等基本交互操作,从而满足Web实时性的要求。本文为三维可视化的Web模式提出了提供了两种交互式框架:一个基于传感器节点的场景更新框架,另一个基于Ajax3D(Ajax, Asynchronous JavaScript and XML)的框架。

(1)基于传感器节点的场景更新框架

基于传感器节点的场景更新框架使用Web3D技术中预先定义的传感器节点来增强场景交互和更新。该场景中的传感器节点被动感应,并响应用户的存在和交互。

Web3D 允许开发者针对特定的用途,集成定制的脚本,并为内部和外部的 ECMA 脚本或者 Java 代码提供计算服务来实现相应的功能。使用这个框架,一旦场景从一个服务区载入到一个客户端,用户能够通过他们内部的传感器节点进行场景交互。

（2）基于 Ajax3D 的框架

本文使用 2D 图像导航来阻止这样的不必要的模型重载,低分辨率图像的集合会比 3D 模型小很多。该 2D 导航器可以通过页面的 Java script,使用 Ajax3D 技术,将指令消息转发给 Web 浏览器。该指令消息被推送到场景访问界面,来恰当地重新建模或者重新配置模型。使用这种方式,模型的 2D 导航器不会立即出发一个模型的重载,而是 3D 模型会在用户提交选择好的位置和平面后进行重载。页面不需要重新载入。带着这样的结果,用户仍可以无缝地通过 2D 导航器实现 3D 导航,而不用不必需的模型重载。基于 Web 模式医学图像三维重构与可视化渲染方式,可以在异步条件下改变三维场景中的内容,给客户带来更加具有交互性的三维体验。医学图像可视化是图像处理在生物医学工程上的重要应用,三维重构后的图像提高了医疗诊断的准确性与科学性,有利于制定最优的治疗方案及放射手术规划,并可进行手术模拟,在解剖教育及医学提出了中具有重要意义。

第三节 航空医学中超声诊断新技术

超声诊断是医学影像学的重要组成部分,由于具有安全无创、无放射性损伤、断层切面图像信息量丰富、接近真实解剖结构、分辨力强、能清晰显示实质脏器内 2mm 以上囊性或实质性病灶、可实时动态获取靶器官各方位切面图像、能对病灶进行准确定位及测量大小、操作方便、诊断迅速准确、对病变可反复多次进行动态观察等优点,现已成为目前临床常用影像学检查方法之一,同时也广泛应用于航空及航天医学领域。

一、在选拔飞行员中的应用

2005 年开始实施的《招收飞行学员体格检查标准》中,首次增加了超声诊断科 8 条,充分体现了超声检查在招飞体检中的重要作用。按照现行招飞体检标准,招飞体检必须常规进行腹部超声检查。在飞行学员选拔的初检和复检中,筛查包括脂肪肝、肝（脾）血管瘤、肝（肾、脾）钙化灶、胆囊结石、胆囊息肉样病变、肝（肾）囊肿、肾结石、卵巢囊肿等多种病变。虽然超声检查对于飞行学员及宇航员选拔的重要意义已毋庸

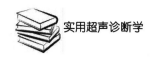

置疑,但目前尚需进一步完善的是体检标准的科学性和可操作性,包括某些稳定性病灶对飞行影响的科学评估、超声体检项目的设置等方面。近年来,我们已经开展了对招飞学员脾脏大小的超声研究,现已启动对现役飞行员进行包括腹部、心脏、颈、椎动脉等全面超声检查的研究课题,重点对某些超标准的稳定性病变进行随访观察,作为招飞体检标准进一步修改完善的依据。我们建议,对于钙化灶、微小胆囊息肉、轻微脾大等稳定性病变,可通过评分方式择优录取。另外,对于飞行学员选拔是否需要进行心血管系统的超声检查,国内外学者的观点并不一致,我们在实际工作中,采取对内科听诊和心电图异常者进行选择性超声检查,曾发现过先天性主动脉瓣畸形等少见病例,既保证了招飞体检质量,又能简化招飞体检程序,在实际工作中取得了良好效果。

二、在飞行人员健康鉴定中的应用

超声检查已成为飞行人员健康鉴定的首选影像学检查,既可作为飞行人员日常健康评估、疾病诊断与鉴定、改装体检等重要指标,也可作为飞行人员健康管理与干预措施的重要依据。除对飞行员的脂肪肝、肝(肾)囊肿等常见疾病进行随访观察,对颈性眩晕进行颈椎动脉评估,对高载荷状态飞行员的心脏功能变化进行研究外,还可诊断先天性心脏病、深静脉血栓、白塞病等疑难病变。

(一)超声造影技术

超声造影剂经过3个阶段的快速发展,已从早期仅能用导管注入心腔进行心腔显影,发展到经静脉注射通过肺循环使心腔、心肌及全身各器官或病变显影的具有较高抗压性和稳定性的微泡造影剂。目前国内应用较多的超声造影剂为 SonoVue。随着超声造影剂的不断发展,其特异性成像技术也得以顺利开发,包括造影剂谐波成像技术、脉冲反相造影剂谐波成像技术、能量多普勒成像技术、间歇性触发成像技术、实时超声成像技术、分子成像技术等。目前,超声造影技术已广泛应用于飞行人员疾病的评估,对肝脏、肾脏等实性占位病变,已能够进行良恶性质的初步鉴别诊断;对心脏功能评估,尤其对心肌缺血的部位、范围的判定,对冠状动脉溶栓、支架植入等术后疗效和心功能状况的评估,具有广泛的应用前景。

(二)应变和应变率成像技术

最初应用组织多普勒技术(TDI)进行心肌应变率成像(SRI),近年来应用斑点追踪技术获得的 SRI 称为二维应变超声心动图成像,与前者比较,某对室壁运动参数的测值不受多普勒角度的影响,重复性高,耗时更少,能更准确地评估整体与局部心肌收缩和舒张功能。SRI 可快速、准确地全方位测定室壁运动,尤其是侧壁的径向及环向运动状况,可获得较高分辨率的局部心肌运动信息,全面真实地反映心脏的运动状态,准确评估节段性室壁运动异常,若与负荷超声心动图联合应用,能更准确、有效地检出缺血心肌及存活心肌,定量评估心肌功能,还可应用于评估左心房功能的研究。SRI为无创性准确评估飞行人员的整体与局部心脏功能提供了新的手段。

(三)实时三维超声心动图

是近年来超声检查技术的又一大突破性进展,可为临床医师提供无创观察心脏立体解剖形态的全新视角。由于战斗机飞行员在高速、高加速度状态下心血管系统功能迅速改变,故定期无创性评估飞行员心脏结构与功能尤为重要。实时三维成像,通常是在二维成像基础上,选取可疑的病变结构区域,启动实时三维成像程序显示其立体形态,显示探测目标全貌及与其他结构的毗邻关系,对观心搏量、心肌重量、心壁动态、心肌灌注造影等有极大帮助。三维实时超声心动图可多方位显示心内结构的立体形态,尤其是二维超声心动图难以显示的肺动脉瓣口、三尖瓣口、房间隔平面、室间隔平面等结构,从而提供更加丰富的诊断信息。另外,实时三维超声心动图还可准确测量心腔容积和心肌质量,准确评估节段性室壁运动异常,评估左室收缩与舒张功能,结合声造影与药物负荷试验,可更准确地评估缺血心肌与活心肌。

(四)其他超声新技术

1.负荷超声心动图(SE)

是在运动、药物、电生理等负荷条件下,运用超声心动图观察心室壁运动变化,以评估心肌缺血、检测存活心肌,进而评估冠心病的危险程度,具有无创、无放射性、价格低廉、重复性好等技术优势,在临床上已得到广泛应用,尤其适合飞行人员潜在冠心病的评估。目前常腺苷、多巴酚丁胺等药物负荷试验,具有与核素心肌显像同等的诊断价值,特别是近年来与心肌造影超声心动图、实时三维超声心动图联合应用更具优势。

2.超声组织定征成像(UTC)

是利用不同组织的声学特性,通过超声量化检测分析而形成的声像图,以达到区分不同组织,鉴别病变性质的目的。以往国内应用较多且较实用的方法是射频法组织背向散射积分和视频法组织回声强度2种,近年来开发的射频超声局部组织定征参数分析法则更具优势,已逐步应用于临床,为无创鉴别良、恶性病变提供了新方法,具有广阔的应用前景。

3.展望

超声检查已广泛应用于航空航天医学领域,除飞行员、宇航员的选拔和日常健康

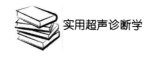

鉴定外,也开始应用于国际空间站、战场远程超声伤情评估、战场直升机后送飞行途中检查等。随着造影超声、实时三维超声、负荷超声和谐波技术、超声引导穿刺技术等新技术的不断完善,以及上述各技术手段的联合应用,超声诊断在航空医学的发展中具有越来越重要的地位,超声医学已进入全面快速发展的崭新时代,具有更加广阔的临床应用前景。

第三章　浅表器官超声诊断

　　浅表器官比较多,比如乳房、涎腺、甲状腺等,浅表器官的检查无须进行特殊的准备,检查方法也相对比较简单,目前临床上比较常用的诊断方法即使用超声检查方式,而在参数设置方面则是以 8MHz 左右的超声探头,获取较高分辨率成像,超声在浅表器官疾病的诊断中应用非常广泛。

　　所谓浅表器官组织病变,指的是病变位置在浅表层,大多情况下是可以通过目测、触摸到的病变组织,由于难以定性所以为了确诊需要采用影像学进行诊断,目前在浅表器官疾病诊断过程中多采用超声诊断方式,该种诊断措施具有分辨率高、成像清晰、诊断准确率高等特点。

　　超声诊断就是向人体发射超声波,利用其在人体器官和组织中传播的声波折射、透射、衍射等吸收各种信息然后接受之后进行放大处理,然后再将这些信息处理成曲线、波形、频谱和图像等实现对图像的诊断。目前在临床诊断中比较常用的超声设备是机械环阵式探头设备,该种设备的分辨率非常高,所以能够将伪像进行过滤,提升了诊断的准确性。超声诊断的仪器其价格均比较低,因此其检查操作的条件要求也很容易满足,超声诊断的优点就是非侵入性,所以不会对患者的器官造成损伤和有射线类的伤害,诊断的依从性较好。在超声技术不断发展的过程中,现如今频率为 20MHz 的高频超声应用已经十分广泛,在临床诊断和治疗过程中高频超声更加展现出其临床价值,高频超声的扫查范围更加广阔、成像更加清晰,所以诊断的准确率将会得到显著提升。

　　超声诊断病灶性质的确定:不同的病灶其内部的血流情况也有所不同,因此可以通过观察周围的血流情况确定其性质;病灶边界的确定:病灶边界情况同样是进行多个切面的扫查,最终确定清晰度最高的二维图像,一般的恶性肿瘤其边界部位有蟹足样和毛刺等,良性肿瘤的边界大多有包膜,且比较平整,根据这些特征了解病灶的边界确定其性质。超声诊断的缺点:超声诊断的扫查范围比较小,超声探头所穿刺的深度也明显较浅,对疾病的诊断仅仅局限于浅表部位,在临床应用的过程中范围也相对比较狭窄。但是随着超声技术的不断发展,目前该局限性已经得到改善,比如在疾病诊

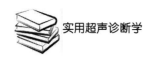

断过程中可以连续扫查从而获得更多的图像,然后将这些图像进行分析重建,这样一来扫查表面弧度也得到较好的显示,让病变组织也变得更加的清晰,提升了检测的准确性。

超声诊断在浅表器官疾病中的应用价值:超声检查对于病变器官微小钙化组织敏感度较高,甚至当钙化组织的直径在 10um 左右,依然有较高的敏感度,而采用 X 射线检查其钙化组织的直径最小 >150um,对微小钙化组织的检查进行试验,分别选择良性肿瘤和恶性肿瘤患者进行对比,结果恶性肿瘤患者的微小钙化检出率为 58%,而良性肿瘤的微小钙化检出率为 4%,差异具有统计学意义,P < 0.05,因此超声在浅表器官恶性肿瘤组织钙化的检出率较高。本次试验中该组患者的诊断结果为优的为 25 例,所占比例为 54.35%,评价为良的患者为 18 例,所占比例为 39.13%,诊断结果差的患者 3 例,比例为 6.52%,诊断的优良率为 93.48%。

综上所述,在浅表器官组织疾病的诊断过程中采用超声诊断方式,诊断的效果显著,安全性高、耐受性好,因此非常值得临床上推广使用。

第一节　眼超声

一、眼球解剖基础

眼球类似球体,但前后径最长,横径居中,垂直径最短。眼球前面角膜中心点称前极,眼球后而巩膜中心点称后极。通过前、后极的直线称眼轴。眼轴分为眼外轴和眼内轴,由角膜外面正中心至巩膜后而正中心的连线为眼外轴,长约 24mm;由角膜内而正中心到视网膜内而正中心的连线为眼内轴,长约 22.11mm。

(一)眼球壁

1.角膜解剖

(1)角膜形态

①角膜外形:角膜外凸内凹,形似表面玻璃,透明无色,略呈椭圆形。角膜周缘与巩膜连接。

②角膜厚度:角膜周围较厚,接近角膜周缘处为 0.67mm;中心较薄,平均厚度为 0.51mm。儿童角膜比成人的厚。

③心角膜径值:角膜横径比垂直径稍大,男性角膜径值比女性的略大,一般大角膜

较平,小角膜较凸。

（2）角膜的组织结构

角膜由外向内分为五层:①复层扁平上皮;②前弹性膜;③角膜固有层;④后弹性膜;⑤内皮细胞层。上述各层与结合膜、巩膜和虹膜连续,当这些解剖组织发生病变时可向角膜蔓延。

2.巩膜的解剖

（1）巩膜的形态

①巩膜的位置:巩膜是眼球外膜的后5/6。

②巩膜的厚度:各部差异很大,近眼球后极部分最厚,可达1mm以上,由后极向前极逐渐变薄。

（2）巩膜的孔道

①前巩膜孔:孔的周缘呈表壳沟状,使角膜嵌入其内。

②后巩膜孔:此孔是视神经通过巩膜的孔道,呈漏斗形。孔的外径3.0～3.5mm,内径为1.5～2.0mm此外巩膜外2/3与视神经鞘膜连续,横过后巩膜孔的部分被视神经纤维小束穿过而成筛状膜,称巩膜筛状区。

③其他:巩膜还有许多被神经、血管所穿过的小孔。

（3）巩膜的组织结构

巩膜由外向内分为三层:①巩膜上组织:又称巩膜上层,是一层疏松结缔组织,含有较多血管;②巩膜固有层:由致密的纤维构成,几乎没有血管;③乡棕黑层:由细纤维组织构成,含有大量的色素细胞,使巩膜内而呈棕色。

3.脉络膜

（1）脉络膜的厚度

①黄斑区0.26mm。

②距黄斑区12mm处,外侧0.08mm,内侧0.0Smm。

③乡锯齿缘0.02mm。

（2）脉络膜的组织结构

脉络膜由外向内分为三层:①脉络膜上板(棕黑色层);②血管层;③基层板(玻璃板)。

4.睫状体

（1）睫状体的形态

由锯齿缘向前,血管膜逐渐增厚,形成睫状体。睫状体呈三角形,三角形的尖向

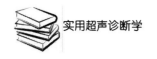

后,与脉络膜连续;基底向前,基底而的中部接虹膜根部。

(2)睫状体的解剖测量数据

①宽度:鼻侧约 5.9mm ,颞侧约 16.7mm。

②厚度:睫状冠区约 2mm。

(3)睫状体的组织结构

睫状体由外向内分为四层:①睫状肌;②血管层:睫状突内侧血管丰富,多为静脉,是全眼血管最多的区域,毛细血管口径特别粗,直径为 40 ~ 50μm;③透明层;④上皮层。

5.虹膜

(1)虹膜的形态

虹膜为圆盘形,中有一孔,即瞳孔。瞳孔的边缘称瞳孔缘。虹膜的周边称睫状缘,与睫状体基底的中部相连。

(2)虹膜的解剖测量数据

①直径约为 12mm。

②司径约为 37.5mm,根部厚 0.5mm ,皱褶区为 0.3 ~ 0.6mm。

(3)虹膜的组织结构

虹膜分为三层:①前上皮层;②基质:为疏松结缔组织,其中含有血管、瞳孔括约肌;③后上皮层(又称色素层)。

6.视网膜

(1)视网膜的组织结构

视网膜分为内、外二层:①外层:称色素层;②内层:称神经层,是直接接受光刺激的感受器,向后连视神经。内、外两层之间存在着潜在性空隙。色素层与脉络膜紧密相接。在病理状态下,视网膜神经层易与色素层分开,称之为视网膜脱离。视网膜衬于脉络膜内而的部分称视网膜视部;衬于睫状体内而的部分称视网膜虹膜部,二者因无感光性,总称为视网膜盲部。

(2)视网膜的厚度

视网膜在视神经附近厚为 0.4mm,向前逐渐变薄,近锯齿缘处为 0.15mm

(3)视神经盘

约在后极向内侧 3mm 处,视神经由此穿出视网膜,称此为视神经盘,又称视神经乳头。

（二）眼球内容物

1. 眼房和房水

（1）眼房

眼房指位于角膜、巩膜、晶状体、晶体悬器、睫状体之间的裂隙,被虹膜又分成眼前房和眼后房。前后房经瞳孔相通。①眼前房:前界是角膜和一小部分巩膜,后界是虹膜的前面、瞳孔、睫状体的一部分,以及瞳孔后方的晶状体部分。②眼后房:是介于虹膜后而,晶状体赤道线、晶状体悬器和睫状体内而之间的环形裂隙。

（2）房水

前、后眼房内充满的透明水样液体称房水。

2. 晶状体

（1）晶状体的位置与形态

晶状体透明而有弹性,形如双凸镜,前面凸度较小,后而凸度较大。其位于虹膜后方,玻璃体的前方。前面与虹膜的瞳孔边缘接触,并将瞳孔略推向前;后而位于玻璃体的晶状体窝内,二者之间有充满房水的间隙。

（2）晶状体解剖测量数据

①晶状体的直径:平均为 9 ~ 10mm ＞新生儿的 6.8 ~ 7.4mm,老年人为 10mm 或 10mm 以上。

②晶状体的而积:新生儿为 104.3mm,成人为 250mm^2。

③晶体状的厚度:新生儿时期为 3.7mm,成人调节时为 3.7 ~ 4.4mm,晶状体随年龄增大而增厚,10 岁时平均为 3.2mm ,20 多岁时为 3.7mm,30 50 岁时为 4 ~ 4.51mm,60 岁时为 4.6mm,90 岁时为 4.75 ~ 5.0mm。

（3）晶状体的组织结构

①晶状体核:晶状体的中心称晶状体核,由晶状体纤维构成,致密、坚硬,有较大的抵抗性。

②晶状体皮质:晶状体核周围组织含水量较多,质地较软,称之为晶状体皮质。

③晶状体囊:晶状体表面有一层透明、有弹性的膜,称晶状体囊。晶状体囊的厚度不匀,其厚度在前面为 11 ~ 20μm;在后方约有 5μm;在距前极 3mm 处,睫状小带附着处稍前方,囊膜最厚。此囊在人的一生中逐渐增厚,老年人的晶状体囊普遍较厚。

④挤睫状体小带:睫状体小带又称晶状体悬器,介于睫状体与晶状体之间,是具有弹性的细丝,最粗者为 35μm 它起自睫状突的侧面和谷内,具有张力的小带纤维悬挂着晶状体。睫状体小带在眼球先天畸形时,可部分缺损。发生 Marfan's 综合征时,睫

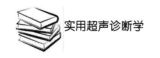

状体小带变性,最后断裂。

晶状体不含血管和神经,从不发炎。但有诸多原因可能造成晶状体变性而出现浑浊,临床上称之为白内障。晶状体还可发生移位、脱离,导致严重的视功能障碍。

3. 玻璃体

玻璃体为半流体,是眼球最透明的凝胶组织,含水量为98%;玻璃体的体积约为4ml,充盈在晶状体、睫状体与视网膜之间,相当于眼球的后4/5。玻璃体前面有一容纳晶状体的窝,称之为膝凹。玻璃体有两处与视网膜黏合较密切:一处在视神经盘周围;一处在锯齿缘稍前方,与睫状体黏合也较紧。

玻璃体内有微细透明的玻璃体管。此管在胚胎期原为玻璃体动脉,在视神经盘处直接连于视网膜中央动脉,是视网膜中央动脉的分支,向前达晶状体后而。出生前,该动脉退化、消失而成玻璃体管(Cloquet 管)。管的走行略呈弓形,中段下凹,管径为1～2mm;前端扩大,呈喇叭形,直径为 4～5mm。45 岁以后,玻璃体可发生空洞、纤维毁坏和萎缩等老化现象。玻璃体内无血管和神经,其营养靠视网膜和血管膜的血管供应。

(三)眼球的血管

眼的血液供应主要来自眼动脉。眼动脉由颈内动脉发出,行于视神经外下方,随即穿过视神经孔(管)进入眼眶,并由此沿视神经向前延伸。眼动脉在其行走过程中发出视网膜中央动脉、睫后动脉等许多分支。眼动脉又可分为几乎完全独立的两组,第一组是以中央动脉和静脉为代表的视网膜系统,为视神经和视网膜的一部分供血;第二组即睫状系统,主要分布于葡萄膜。视网膜中央动脉细长,在视神经孔附近发自眼动脉,经视神经下方前行,在眼球后 1～1.5cm 处自视神经下方稍偏鼻侧折向上方进入视神经,再在轴心处折向前行达视盘而上,然后分布于视网膜。睫后动脉在视神经下方发自眼动脉,前行到眼球后而,分成 8～14 支,绕视神经,穿过巩膜进入眼球。睫状后短动脉又称脉络膜动脉,有较多的分支,主要分布于脉络膜。有少数分支向前分布于视盘和邻近的视网膜,称之为视网膜睫状动脉。在睫后动脉中,有两支较长,称睫后长动脉,在视神经内外两侧的巩膜与脉络膜之间前行,至虹膜根部与睫状体前动脉吻合,形成虹膜大环,分布于虹膜与睫状体。

(四)眼眶解剖

1. 形态

眼眶为四而锥体形的空腔,尖向后,有神经孔通颅腔;底向前,称眶口。眶口有长形、方形、近椭圆形、近圆形等四型,以长方形居多。

2.眶的内容物

眼眶内容纳眼球、眼外肌、睑肌、平滑肌、血管、淋巴、神经、泪腺、筋膜以及脂肪。此处眶的内容物是指筋膜和脂肪。

眼筋膜:眼筋膜即眼球鞘,又称 Tenon 膜或囊。

眶脂肪体:眶脂肪体充满眶内各结构之间的间隙中,可分为中央部与周围部。眶脂肪体有保护及衬垫眶内各种结构的作用。

二、正常眼球的超声图像

1.角膜

角膜的超声信号为略向前凸的浅弧状较强回声,超声可清楚地显示角膜图像。超声可测量角膜的厚度、横径和垂直径,所测数据与角膜解剖学的数据相同。巩膜角膜连接区的超声信号为较强的回声,其厚度大于角膜中央部。

2.虹膜

20MHz 超声可获得清晰的虹膜图像,为中等强度条状回声,瞳孔侧略粗。虹膜前后为眼房水的无回声间隙。超声可测量虹膜的横径及其前后径,测量值与解剖数据大致相等。

3.睫状体

20MHz 的超声可将睫状体图像清楚地显示出来。其形态与解剖图近似,为中等强度的回声,与虹膜连续。切面适当时,在睫状体的内后侧还能获得纤细交错的睫状小带回声。在睫状体的睫状小带的前面是眼后房和虹膜。

4.晶状体

7~13MHz 的超声均可显示晶状体图像。晶状体囊膜为中等强度的回声;后囊膜回声比前囊膜回声弱;晶状体囊膜内为无声区。晶状体后而中央有内收性声增强,这是声束射向晶状体时发生的声折射所致。

晶状体囊膜的厚度仅有 20μm。20MHz 的超声可测量的最小距离比 0.02mm 略大,故用 20MHz 的超声基本上可检测晶状体囊膜的厚度。当然,对于检测增厚的囊膜就容易了。晶状体前面的两侧是眼后房和虹膜,晶状体的两侧是睫状小带和睫状体回声。

5.玻璃体

7~13MHz 的超声均能显示玻璃体的图像。正常状态下的玻璃体是眼球内最大的近似圆形的无声区。其前面是晶状体,其余周边为眼球壁的强回声。玻璃体管不能

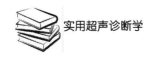

显示,当玻璃体管发生病变时,玻璃体内可出现异常回声。

6.眼球壁

现时的二维超声尚不能够达到将眼球壁的巩膜、脉络膜、视网膜分别辨认的程度,仅可统定为眼球壁回声,而且是较强的回声。

三、眼超声的诊断范围

超声对眼病变的诊断范围较为广泛,且有临床价值。超声诊断眼科病变的成绩取决于以下几个方面:

1.角膜病变

先天性角膜畸形'角膜外伤;角膜肿瘤。

2.巩膜病变

巩膜囊肿见于婴幼儿,多发生在巩膜前部,可合并有角膜缘的皮样囊肿;巩膜肿瘤。

3.脉络膜病变

先天性虹膜发育不全或无虹膜。此病常伴有其他眼部病变,如晶状体变性、先天性青光眼等。有的病例可伴有全身性病变;永存瞳孔膜。永存瞳孔膜是由于胚胎晚期晶状体血管膜不完全吸收,导致出生后瞳孔残留一些细小丝状或膜组织。这些残留的组织可与晶状体前囊或角膜后表面相连;眼内容物脱出、脉络膜嵌置和虹膜根部断离;逐出性脉络膜出血和脉络膜脱离;脉络膜肿瘤,如脉络膜黑色素瘤、虹膜黑色素瘤、睫状体黑色素瘤、脉络膜血管瘤等;睫状体平滑肌瘤、睫状体星形细胞瘤。

四、眼球病变诊断列举

(一)脉络膜黑色素瘤

脉络膜黑色素瘤是成人中最常见的眼内恶性肿瘤,发病率仅次于成视网膜细胞瘤。黑色素瘤85%发生于脉络膜。

超声表现:玻璃体内发现球形、蘑菇形或半圆形实质性肿块,边界清楚、规整。肿块内前部呈强回声,后部回声渐次衰减,近球后壁时转变为回声区,即所谓的"挖空"现象。由于肿块增长,压迫球壁组织呈现出盘状球壁凹陷痕。

瘤体内血管增生扩张,多普勒超声检测显示瘤体内血流丰富,有动脉、静脉血流。动脉血流表现为高速低阻型。引起继发性视网膜脱离所致的超声现象。

(二)视网膜脱离

视网膜脱离是指视网膜神经上皮层与色素上皮层的分离,并非是视网膜与脉络膜的分离。

1. 视网膜脱离分类

按视网膜脱离的产生原因,将视网膜脱离分为两大类:原发性视网膜脱离和继发性视网膜脱离。视网膜脱离又可分为孔源性视网膜脱离和非孔源性视网膜脱离。

原发性视网膜脱离的发生与玻璃体及视网膜变性有关。由于视网膜变性可发生视网膜萎缩性小裂孔,裂孔的边缘常与玻璃体粘连。另外视网膜还可因发生囊样变性产生小孔。继发性视网膜脱离多由于炎性渗出物积聚于视网膜下,又可因外伤或玻璃体视网膜增生性病变对视网膜的牵拉所致,因此可分为两大类:渗出性视网膜脱离和牵拉性视网膜脱离。

2. 视网膜脱离的超声表现

在玻璃体内出现脱离的视网膜所致的条状回声,是诊断本病的主要依据之一。条状回声的形态、长度不全相同。典型的条状回声呈"v"字形,"v"字形两肢条飘突于玻璃体内,其底端与球壁相连。条状回声也可是弧形、帆形。条状回声的长度、范围取决于视网膜脱离的程度。

条状回声在玻璃体内的方位不全相同,通常多在球后壁,也可发生于球侧壁。

条状回声内大都能够检测到血流,此点有助于玻璃体内的纤维条鉴别。

视网膜脱离的条状回声的球壁侧多有渗出物所致的点片状或纤条状回声。病程久者,渗出物回声较强。

眼球内其他病变的超声现象。

(三)眶内海绵状血管瘤

眶内海绵状血管瘤为眶内较常见的良性肿瘤,发生于成人,发展缓慢,为进行性眼球突出。当肿瘤压迫视神经使其萎缩时,出现视力减退甚至失明。

肿瘤为圆形或椭圆形。表面光滑,有完整的薄纤维包膜。肿瘤为窦状扩张的血管组成;窦腔大小不等,窦与窦间有少量的纤维组织。少数病例的瘤组织内,还可出现钙盐沉着和软骨形成。

眶内海绵状血管瘤的超声表现:①眶内出现有包膜的圆形或椭圆形的实质性肿块;②彩色多普勒检测,肿瘤大都不出现血流或仅有低速的静脉血流。彩色多普勒能量图检测有可能显示出血流,较大的窦腔可出现血池样图像。

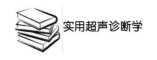

（四）视网膜中央动脉、静脉栓塞

1. 视网膜中央动脉栓塞

致病原因主要为血管梗死及血管壁的病理改变。常见的栓子有三种：①胆固醇沉积栓子；②钙化栓子；③血小板纤维蛋白栓子。视网膜中央动脉栓塞的急性期，多普勒超声检测显示视网膜中央动脉的血流消失。陈旧性者（发病 3 周以上）视网膜中央动脉出现血流，至血流恢复正常。

2. 视网膜中央静脉栓塞

视网膜中央静脉栓塞比动脉栓塞多见，在动脉硬化、高血压、糖尿病患者中发病率较高，多为单眼发病。发病后 3 个月之内，多普勒超声检测视网膜中央静脉血流速度明显下降，乃至消失。病程在 3 个月之内，如若视网膜中央静脉血流速度大于 3cm/s，视力可维持原状；血流速度小于 3cm/s，视力下降，具有危险性。

（五）颈动脉海绵窦瘘

1. 海绵窦的解剖

海绵窦位于蝶鞍两旁，垂体窝的两侧，其前方达眶上裂的内侧部，后方致颞骨岩的尖端。

海绵窦长约 20mm，宽约 10mm，呈狭长的不规则形。两侧海绵窦间距离约为 13mm。

海绵窦是硬脑膜两层间的不规则的腔隙，内有许多纤维小梁，把窦腔分隔成许多小腔，呈海绵状。血液通过窦腔时流速减慢，易形成血栓。

海绵窦内有颈内动脉通过，通过海绵窦的颈内动脉称颈内动脉海绵窦段。此段颈内动脉呈"S形"双弯曲，称颈内动脉虹吸。颈内动脉海绵窦段发出多条分支。

海绵窦周边骨质薄弱，当颅底中部外伤骨折时，颈内动脉海绵窦段及其分支可破裂，颈内动脉的血液流入窦内，引起海绵窦动静脉瘘。由于海绵窦收纳眼内静脉，而眼静脉内又无瓣膜，于是患侧眼静脉扩张时，眼球向前突出而且随动脉搏动而搏动，临床上称之为搏动性眼球突出症。患者主要感觉颅内有杂音，在患侧眼球或颞部均可用听诊器听到搏动性杂音。若压迫患侧颈总动脉，多可使搏动停止、杂音消失。

2. 颈动脉海绵窦瘘的超声表现

在视神经和眼上直肌之间出现由于眼静脉扩张所致的一圆形的无回声区。此无回声区与心脏同步搏动。当压迫颈总动脉时，此无回声区可缩小乃至消失。

球后脂肪垫扩大、眼外肌肥厚及视神经区域增宽,此为这些组织充血、水肿所致。

彩色多普勒超声检测对颈动脉海绵窦瘘的诊断甚有价值。表现为眼上静脉显示扩张,压力增高,出现反向血流,为红蓝相间五彩血流。频谱多普勒显示为动静脉瘘血流,颈内动脉为高流量低阻力指数的血流状态。

第二节　腮腺超声

一、腮腺解剖

口腔内有三对远离瓢膜的大唾液腺,即腮腺、舌下腺和颌下腺。

（一）腮腺的解剖位置和形态

腮腺位于下颌支与胸锁乳突肌之间、外耳道前下方的腮腺间隙（又称腮腺床）内。腮腺呈一尖向内侧、底向外侧的不规则锥体形,质软,色淡黄,重 15～30g。腮腺的底而广阔而平坦,平均长 4～5cm,宽 3～4cm,厚 2～2.5cm,可借腮腺鞘与浅表的皮肤和浅筋膜分隔。腮腺实质内有而神经、颈外动脉、而后静脉等重要神经和血管穿过。

（二）腮腺鞘

包绕着腮腺的结缔组织称腮腺鞘,由颈深筋膜浅层向上延续而成。腮腺分为深、浅两层,浅层向腺体发出许多隔,将腮腺分成无数小叶,与腮腺组织粘连紧密;腮腺鞘深层薄弱,且不完整,覆盖于腮腺的上面、前内侧面。当腮腺发炎肿胀时,可使鞘内压力增高,疼痛明显,颞下颌关节活动受限;严重者可压迫为腮腺供血的血管,致使腮腺小叶缺血坏死;若形成脓肿,脓液易穿破腮腺鞘深层,向内侧流至咽旁间隙,向前流至面颊部,向上或向后流至颌关节与外耳道附近。

（三）腮腺分部

1.浅部

形态不一,多为尖向上的三角形,也可为方形、椭圆形、尖向下的三角形、半月形及不规则形。

2.深部

腮腺深部有三个面:上面、前侧面和后侧面。

（四）腮腺导管

腮腺导管为一套多级分支的管道系统。它以闰管起自腺末房,数支闰管在腺小叶

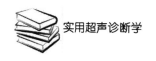

内汇集成分泌管;分泌管在小叶内逐渐延续为小叶内导管;小叶内导管出腺小叶,进入小叶间结缔组织内,逐渐汇合成小叶间导管;最后数支叶间导管汇合成一条总导管,穿面颊部,开口于平对上颌第二磨牙的口腔颊黏膜上。开口处的黏膜隆起形似瓣膜,称作颊泌涎乳头。腮腺导管的全程为:腺末房—分泌管(闰管)—小叶内导管叶间导管,总导管,口腔。腮腺导管壁坚韧,厚 0.3~0.4mm,长 3.5~5cm,外径 2~5mm,内径 1~1.5mm。

（五）腮腺的血管

腮腺由颈外动脉发出的颞浅动脉和而横动脉所分出的腮腺支供应血液。腮腺静脉血回流到而后静脉,然后汇入颈内静脉。

二、腮腺的超声检测方法

（一）超声仪器

能够获得良好的二维图像的超声诊断仪

高频超声:因为腮腺解剖位置表浅,其厚度仅有 2cm 左右,13~20MHz 超声可获得理想的腮腺图像。

多普勒超声:多普勒超声可检测正常腮腺的血流和腮腺病变的血流。

（二）腮腺二维超声切面成像

1. 腮腺解剖切面

根据腮腺解剖部位,将探头横置于耳垂下,做出腮腺的横切面,显示腮腺的前后径(宽度)和内外径(厚度);将探头纵向置于耳垂下,做出腮腺的纵切面,显示腮腺的上下径(长度)和内外径(厚度);将探头纵向置于耳垂稍后,使声束由后向前射入腮腺内,做出腮腺的冠状面,显示腮腺的宽度和长度。

2. 腮腺导管的显示

在腮腺横切面中显示腮腺导管。腮腺导管横过咬肌表面至其前缘,穿颊肌,开口于与上颌第二磨牙相对的颊黏膜。寻找、显示腮腺导管,可嘱受检者做咬物动作,以引导识别导管的行径,跟踪延续导管结构回声至口角上方导管入口腔处。还可借助彩色多普勒识别血管与导管。

（三）正常腮腺的超声

1. 腮腺回声

腮腺腺体呈现为均匀、细微的中等强度回声。

2. 腮腺测值

在不同切面中测量腮腺的径值。超声所测数值比解剖学中所述径值要小一点。

3. 腮腺导管

超声测量腮腺导管的长度和管径与解剖数值大致相等。

4. 腮腺血管

在腮腺内可获得由颈外动脉先后分出的而横动脉和颞浅动脉的血流。而横动脉与腮腺导管平行,前者位于后者上方。而横动脉的外径平均为0.8mm。颞浅动脉是颈外动脉终支,在腮腺的深而,出腮腺上缘至皮下,在腮腺内呈纵行,多普勒超声可检测其血流状况。颞浅动脉平颧弓高度部的外径平均为2.2mm颞浅动脉分出数条小支至腮腺,多普勒超声不易准确获得其血流信息。

三、腮腺病变的超声诊断范围

(一)腮腺发育异常

1. 多囊腮腺

多囊腮腺如同其他器官的多囊病变(如多囊肾、多囊肺、多囊肝及多囊胰)一样,偶尔可见,为一罕见的发育异常性病变,可发生于任何年龄,可单侧亦可双侧发病。囊肿大小不等,囊腔内含有分泌物,在有的病例中可见球形结石。囊腔内可有分隔。根据腮腺囊肿的这些病理改变,超声可做出诊断。

2. 腮腺导管扩张

腮腺主导管呈囊状扩张。扩张的导管内有液状物。无感染时,导管内液体清亮:继发感染时,导内为瓢稠分泌物。超声检查可对腮腺导管扩张做出诊断。

(二)腮腺结石

1. 发生率

据资料统计,1200例唾液腺结石患者,颌下腺结石占83%,腮腺结石占10%,舌下腺结石占7%。

2. 结石大小

结石大小不等,小者如芝麻大小,大者直径达数厘米,重达42g,一般为0.1~0.3g。结石数目多为1或2个,多发者少见。结石多呈圆形或椭圆形,导管内结石可呈梭形或长柱形,腮腺导管内结石可呈珊瑚状。

3. 诊断

腮腺解剖部位的切面超声检查,对腮腺结石不难做出诊断。

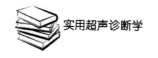

（三）腮腺萎缩与腮腺良性肥大

1. 腮腺萎缩

腮腺组织的萎缩可随年龄增长而出现,属于增龄性变化之一,但也可由各种导致组织破坏或器官功能障碍的疾病引起,如饥饿、肿瘤恶病质、慢性感染等。腺组织萎缩后的间隙由脂肪组织代替。放射治疗后,也可见明显的腺实质萎缩。脂肪瘤样腮腺萎缩,腺体几乎完全由脂肪组织代替。超声主要根据腮腺缩小、回声异常诊断此种病变。

2. 腮腺肥大

腮腺良性肥大是一种非肿瘤、非炎性、慢性、再发性、无痛性肿大的腮腺疾病。超声检查可发现腮腺呈弥漫性肥大,腮腺内无肿块。病程较久者,腮腺回声强度不等,有的患者可有腮腺导管轻度扩张。

（四）腮腺炎症

1. 急性化脓性腮腺炎

急性化脓性腮腺炎以前常见于腹部大手术以后,称之为手术后腮腺炎。超声检查可发现腮腺肿大,导管变窄或阻塞,腮腺内可有脓肿形成的超声表现。多普勒超声可显示出腺体内血流增多,但不出现高速动脉血流。

2. 慢性阻塞性腮腺炎

慢性阻塞性腮腺炎的主要病理改变为导管扩张,腺体萎缩,导管腔内分泌物储留。超声检查可根据上述病理改变所致的超声表现做出诊断。

3. 流行性腮腺炎

流行性腮腺炎以非化脓性腮腺肿大、疼痛、发热为特征。超声检查可根据临床表现、腮腺肿大、导管轻度扩张等做出诊断。另外,本病常并发翠丸炎、脑膜炎和胰腺炎等,超声检查还应扩大范围检查翠丸等器官。多普勒超声对流行性腮腺炎的诊断没有多大帮助。

（五）腮腺肿瘤

1. 多形性腺瘤

多形性腮腺腺瘤是最常见的腮腺良陛肿瘤,又称混合性瘤。肿瘤可发生于任何年龄,但以 40 岁左右人群居多。据资料统计,245 例多形性唾液腺肿瘤,多形性腮腺腺瘤占 84%。肿瘤多位于而神经浅层及腮腺后下极。多形性腮腺腺瘤的病理改变如下:

①大小。肿瘤直径可从数毫米至十几厘米不等,巨大者其体积为 35cm × 25cm ×

15cm,重达 6.5kg 一般直径为 3~5cm。

②形态。肿瘤多呈圆形或椭圆形,也有呈分叶状或结节状。

③包膜。肿瘤有结缔组织包膜,其厚薄不一,有的包膜不完整。

④剖面结构。肿瘤可为实质性,瘤内可有黏液样组织、软骨组织。瘤内可有大小不等的囊腔,内含无色透明或褐色液体,偶尔可见小片区域出血。

⑤分类。多形性腺瘤分为两种类型,即细胞丰富型与基质丰富型。细胞丰富型易发生恶变,特别是年龄较大的患者。基质丰富型易复发,这是因为肿瘤对于生存所必需的环境条件要求较低,在血液供应差、瘢痕多的组织中也能生长发育。超声检查发现腮腺内有肿块时,可根据多形性腺瘤的病理所致的声像图改变,提示多形性腺瘤的超声诊断。多普勒超声检测时,有可能在肿瘤周边或瘤体内获得较多的、流速较高的动脉血流,并可据此提示肿瘤恶变的可能性。

2. 腺淋巴瘤

腺淋巴瘤又称乳头状淋巴瘤性囊腺瘤或 Waithin 瘤,主要发生于腮腺(对唾液腺肿瘤而言),起源于导管上皮,多见于老年男性,约有 15% 发生于双侧。肿瘤直径多为 2~3cm,有包膜,切面为实质性或囊性,囊腔内充满瓢稠的褐色液体,在腺体内也可有多个瘤灶。此肿瘤主要由腺上皮和淋巴组织组成,故称腺淋巴瘤。超声检查可根据腺淋巴瘤的病理解剖所致的超声表现做出提示性诊断。腺淋巴瘤不是血液供应丰富的肿瘤,多普勒超声检测显示肿瘤内及周边无丰富的高速动脉血流。

3. 瓢液表皮样癌

在世界卫生组织(1972 年)旧分类中,本疾病命名为瓢液表皮样瘤,而在新分类中,已明确为癌瘤,称为瓢液表皮样癌。本肿瘤是一种由瓢液细胞、表皮样细胞和中间细胞所组成的恶性肿瘤,占全部唾液腺肿瘤的 6%~20%,占唾液腺恶性肿瘤的 9%~28.8%。瓢液表皮样癌以鳄部和腮腺最为多见,女性患者略多于男性,多发生于 30~50 岁人群。肿瘤呈圆形或椭圆形,直径多为 2~3cm;低度恶性者,肿瘤与周围组织界限尚清楚,无包膜;50% 的病例切面可见大小不等的囊腔,囊腔内含有乳白色半透明的瓢液样物,有时为瓢稠的淡褐色胶冻状物。肿瘤可见出血灶及坏死区。分化较差的瓢液表皮样癌呈浸润性生长,与周围组织界限不清;切面呈实质性;可见少量散在的小囊腔。超声检查可根据腺淋巴瘤的病理解剖所导致的超声表现提示表皮样癌的诊断。多普勒超声可在肿瘤实质区域内及其周边测得高速的动脉血流。

除上述腮腺肿瘤之外,还有多种腮腺肿瘤。腮腺上皮肿瘤,如导管乳头状瘤、乳头状囊腺瘤、腮腺导管癌;非上皮性肿瘤,如血管瘤、淋巴瘤、脂肪瘤、神经纤维瘤、肉瘤等。

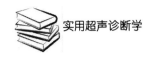

第三节　乳腺超声

一、女性乳腺解剖

构成乳房的主要基础是乳房体。乳房体由乳腺和间质组成。女性乳腺的功能活动与性功能有非常密切的关系,因此乳腺的结构与决定生殖期开始和终止的诸因素、妊娠和哺乳都密切相关。在解剖学、组织学、病理解剖学中,有的将乳腺(乳房)独立一章,有的将其归于皮肤篇章,有的将其归于女性生殖器官章节,有的在胸壁的解剖中讲述。

(一)乳腺的构造

乳腺为复管泡状腺体,包括乳管和腺泡两部分。每一条乳管分支及其所属腺泡组成乳腺小叶,再由若干乳腺小叶组成乳腺叶。整个乳腺有15~20个乳腺叶,乳腺小叶的数目甚多,但不恒定。乳腺叶呈轮辐样放射状排列。每个乳腺叶各有一条导管引流至乳头,称输乳管。总计有15~20条输乳管,它们以乳头为中心呈放射状排列。乳头基底部输乳管呈现出梭形膨大,称输乳管窦,有暂时储存乳汁的作用。窦以外的末段输乳管口径变细,最后开口于乳头。输乳管窦的管径为1~2mm,充满乳汁时可扩至8mm

小叶内小管(腺泡)汇集至小导管,称末梢导管。此导管又分为小叶内与小叶外末梢导管。末梢导管与小叶共同组成乳腺的基本单位,称末梢导管小叶单位。乳腺小叶由小叶内小管(或腺泡)和包绕小管的疏松瓢液样纤维组织构成。

(二)间质的组织结构

乳房内除乳管系统外,即为间质。间质结构由纤维结缔组织和不等量的脂肪组成。间质内容纳血管、神经、淋巴管等结构。乳腺叶间隔由富有脂肪的结缔组织构成,称为叶间结缔组织。由此分出的结缔组织把乳腺隔成许多小叶,称为小中间结缔组织。脂肪组织包于乳腺周围,呈囊状,名为脂肪囊或称乳房脂肪体。脂肪多少是决定乳房大小的主要因素之一。脂肪囊中有不同走向的结缔组织纤维束(称为乳房悬韧带或称 Cooper 韧带),由腺体基底部连于皮肤或胸部浅筋膜,形成分隔乳腺叶的隔障和支柱,对乳房有固定和悬吊作用,并使乳房在胸前有一定的活动性。由于乳房悬韧带与皮肤之间有密切关系,其临床意义在于:凡乳腺癌或其他伴有纤维化乳腺病变侵及此韧带时,因韧带挛缩可引起皮肤凹陷,类似橘皮样,临床上称为橘皮样变。

（三）乳头的组织结构

乳头、乳晕内均富有平滑肌,当其收缩时,乳头可勃起、变硬,且可使输乳管窦内乳汁排空。乳头上有排泄管开口,此外尚有皮脂腺。乳头内有致密的结缔组织、血管、淋巴管。

（四）乳腺结构的变化

女性乳腺的结构可随年龄及生殖系统的机能状态而发生显著的变化。女性乳房在 20 岁左右发育最为完善,40 岁左右开始萎缩,经绝期后萎缩更为明显。此外,乳房的大小可随月经周期而变化。在妊娠期和哺乳期,腺组织的数量和机能活动也发生改变。

1. 性成熟期乳腺

此时乳腺和子宫内膜周期变化一样,也随着卵巢的周期性活动而有周期性变化。

①增殖期:乳腺导管腔径扩大。

②分泌期:乳腺导管和小叶管内含有分泌物,小叶间结缔组织中的血管充血、组织水肿,乳腺变大。

③月经期:由于雌激素和孕激素水平下降,乳腺发生退行性变,小叶上皮分泌减少,细胞萎缩,小管变小或消失,间质内结缔组织增多。月经后乳腺变小,数日后乳腺又开始增殖期变化。

2. 妊娠期乳腺

妊娠早期,末梢导管上皮细胞增生,小管增多,小叶增大,有些新生的小管伸入脂肪组织内,小叶内间质水肿。妊娠中期,小管扩大形成腺泡,腺泡内有少量分泌物,水肿的间质毛细管扩张充血,并有小的淋巴结。妊娠后期,腺泡进一步扩大,泡腔内分泌物增多,腺泡互相紧靠,小叶内间质因受压减少或消失,小叶间结缔组织也受压,其中血管增多。腺泡明显扩大,表明即将哺乳。

3. 哺乳期乳腺

正常哺乳开始于分娩后第 3~4 天。在促乳素的影响下,腺泡明显增多、密集,腺泡腔明显扩大,直径约为 1.2mm 腺管明显扩大,输乳管扩张。

4. 哺乳期后乳腺

哺乳期后或中断哺乳后数日内,乳腺进入复旧期变化,腺泡破裂,形成大而不规整的腺泡空隙,小叶小管萎陷,小叶小管周围结缔组织再生。约历时数月,乳腺恢复至非

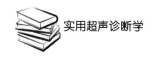

妊娠期乳腺状态。若乳腺复旧不全或不规则,可引起持续存在的扩张导管等病变。此外,妊娠、哺乳期可影响一些乳腺肿瘤的生长,如乳腺纤维腺瘤此时可迅速增大。

5.绝经期乳腺

小叶不规整、变小和数量减少;相继小叶、小管萎缩及其上皮细胞消失,小管腔变窄,管周围间质变密,整个乳腺变小变软。45岁以上绝经后的妇女导管管腔呈囊状扩张,乳腺内一般无小叶或仅留少许小叶。50以上的老年乳腺由于间质硬化、玻璃样变,乳腺内可有钙化,小导管和血管都可消失。绝经后妇女的乳腺常可并发囊性增生性病变和乳腺癌等。

(五)乳腺的血液供应

乳腺的动脉主要有三个来源:胸廓内动脉(乳房内动脉)、胸外侧动脉(乳房外侧支)和上位肋间动脉(肋间后与肋间前动脉)。这些动脉的分支主要沿大乳腺导管走行,在乳腺内互相吻合,构成致密的动脉网。因此,乳腺的血液供应极为丰富,这与乳腺的机能是相适应的,机能期(活动期)乳腺的血液供应显著多于休止期(静止期)。

1.胸廓内动脉

胸廓内动脉起自于锁骨下动脉第一段,沿胸骨外缘、肋软骨的后方下降。胸廓内动脉发出多条穿支,它们在相应的肋间隙近胸骨缘处穿肋间肌出胸腔,沿途发出分支至肋间肌和胸大肌。终支穿胸大肌和胸肌部肌束至皮下,分布到乳房内侧份。

2.胸外侧动脉

胸外侧动脉起自腋动脉第二段,在胸小肌下缘后而紧贴胸壁下行,沿途发出分支供应胸外侧壁肌肉、皮肤和乳房外侧份。

3.上位肋间动脉

上位肋间动脉由胸主动脉发出肋间后动脉;由胸廓内动脉发出肋间前动脉。肋间前与肋间后动脉在相应部位为乳腺供血。以上三个来源的动脉,个体间变化较大。Maliniac(1943年)综合一些作者的报告指出:胸廓内动脉和胸外侧动脉供血者占50%,胸廓内动脉和肋间动脉供血者占30%,胸廓内动脉和胸外侧动脉加肋间动脉供血者占18%。

二、乳腺的超声检测方法

(一)二维高频超声

在充分理解乳腺解剖结构的基础上,采用高频率二维超声对乳腺进行检查。二维超声的频率为7~13MHz,还可用20MHz,对乳腺浅层和乳头进行检查。有时对二维超声乳腺图像可做局部放大显示。做双侧乳腺不同水平的横切面和多个纵切面,观察乳腺的超声图像。对丰满的乳房还可做乳房的冠状切面。为方便临床检查,常人为地通过乳头做垂直线和水平线,并围绕乳晕外做环形线,据此将乳房分为五个区:内上象限、内下象限、外上象限、外下象限及乳晕区。超声检查乳房时,也可按上述五个区的顺序进行,以免遗漏。

（二）多普勒超声

由于乳腺的血液供应为多源性,并且为乳腺供血的动脉主支位置较深,多普勒超声不易检测到乳腺动脉的几支主干。在乳腺内结缔组织纤维支架走行中,有可能显示出血流,可进行检测。多普勒超声最主要是检测乳腺病变的周边及病灶内的血流状况。

三、正常乳腺的超声图像及血流状况

（一）乳腺的超声图像

1.乳腺的总体超声图像表现

①皮下脂肪组织为低回声。

②纤维结缔组织为强回声。

③乳房悬韧带为强回声。

④导管、输乳管为管道回声。

⑤扩大的又有分泌物的腺泡腔为低回声。

⑥乳叶、小叶周围的脂肪组织为较强回声。

⑦乳头为较低回声。

上述乳腺组织的回声强度和回声形态与乳腺的解剖结构是一致的,也就是说,显示、观察、识别乳腺的组织结构,回声强度和回声形态,必须熟知乳腺的解剖结构,否则便无法理解乳腺的超声图像。

2.乳腺的超声图像与年龄、卵巢的周期活动、妊娠、哺乳有密切关系

性成熟期乳腺的超声图像:乳腺的超声图像随着月经周期而有周期性变化。增殖期,导管扩大。分泌期,导管和小叶导管内因有分泌物,可显示出短管状低回声。月经期,导管变小或消失,因乳腺间质内结缔组织增多而导致强回声增多。

妊娠期乳腺的超声图像:妊娠中期乳腺小管、导管扩大的变化易被超声发现。间质中强回声相对减少。妊娠晚期有可能显示出腺泡回声。

哺乳期乳腺的超声图像:分娩后 3～4 天,可获得腺泡、小叶导管、输乳管的超声

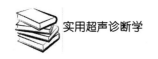

图像。

绝经期乳腺的超声图像:乳腺内强回声增多,导管变窄或消失。乳腺内可出现囊性表现。

(二)乳腺血流的多普勒超声检测

虽然乳腺的血液供应丰富,但是多普勒超声血流显像仅能获得稀疏散在的低速动脉血流。青春期乳腺导管周围结缔组织回声内可出现血流。妊娠期、哺乳期的乳腺内血流相对增多。绝经期的乳腺内更不易获得血流信息。

四、乳腺病变的超声诊断范围

(一)乳腺肿瘤

二维超声可检出乳腺肿瘤病变所致的乳腺内肿块。根据肿块的超声图像,结合多普勒超声对肿块周边和肿块内的血流检测,对多数乳腺肿瘤可做出诊断。要特别提及的是:医师对诸种乳腺肿瘤的病理解剖应具有深入的认识,并根据肿瘤的病理结构推理出可能产生的超声表现,这是非常重要的。

1. 孤立性管内乳头状瘤

孤立性管内乳头状瘤多发生于经产妇,以 40～50 岁人群多见,常有自发性乳头溢液,或挤压时排出浆液或血性分泌物。超声检查可发现乳头或乳晕下方大导管囊性扩张,囊腔内因有液体呈无回声状。囊壁上有带蒂的呈米粒、绿豆或黄豆大乳头状结节回声突入腔内。蒂可细长,也可粗短。

2. 纤维上皮性瘤

纤维上皮性瘤是常见的良性肿瘤,多发生于 30 岁以前的妇女,绝经后很少见。该肿瘤多为孤立性,亦可多发或呈双侧性。超声检查可发现乳腺内有直径 3cm 左右的实质性肿块。肿块通常有完整薄包膜回声。肿块内可呈分叶状回声,也可为多结节融合状回声。由于肿瘤腺上皮纤维组织增生的比例不同,可构成由腺瘤、纤维腺瘤直到纤维瘤的各种移行性病理改变。肿瘤内还可出现由钙化所致的强回声。另外,可分出管内型与管周型腺纤维瘤或纤维腺瘤。管内型者又可发生囊性内腺纤维瘤。肿瘤突向高度囊性扩张的导管内,有蒂与囊壁连接。超声易检出肿瘤的此等病理改变。

乳腺癌前病变(或为瘤前病变)如纤维囊性病变、多发性管内乳头状瘤等,被认为与乳腺癌发生率有关。如若超声检查发现此类病变,应提示临床取病变组织检查。

3.乳腺癌

(1)乳腺癌统一命名的分类

①非浸润性癌:小叶原位癌、筛状管内癌、低乳头状管内癌、乳头状癌;②浸润型癌:小叶浸润癌、腺癌、髓样癌、瓢液腺癌、鳞状细胞癌、梭形细胞癌等。

(2)乳腺癌总体超声表现

①癌瘤处边界不规整,凹凸不平,无包膜。

②内部多呈低回声,可有声衰减,分布不均,内部可出现钙化所致的点状或簇状强回声。

③癌瘤后壁回声减低或消失,肿瘤后方可出现回声衰减。

④癌瘤向周围组织如胸大肌或皮肤呈蟹足样浸润。

⑤彩超显示丰富的血流,多普勒频谱常见高速高阻血流。

(3)三种乳腺癌超声检查的特征性显示

①乳头状导管癌:乳头下方导管扩张,内充满中低回声区,有蟹足样浸润,后壁衰减。

②髓样癌:体积较大,呈圆球形(直径可达 4~6cm),边缘光滑,质地较软,后方不衰减。

③硬癌:又称浸润导管癌,肿物不大,质地坚硬,回声衰减明显是其特点。

(4)超声检查对乳腺癌诊断的作用

①发现乳腺内肿块,并能判定肿块的囊性与实质性。超声检查可发现临床检查和X线检查未发现的肿块。乳腺癌的肿块边界不规整,可呈蟹足状。

②可发现乳腺内微小钙化灶(直径,0.2~0.5mm),其后无声影。肿块以外的微小钙化灶是乳腺导管原位癌的重要表现。

③在超声引导下,对乳腺肿块针吸活检是诊断乳腺癌的一种重要方法。

④多普勒超声做乳腺肿块的血流检测及淋巴结的血流检测,对乳腺癌的诊断有一定作用。声学造影能显示肿瘤的新生血管,对乳腺癌诊断具有很大的价值。

⑤弹性成像技术提供了组织硬度的图像,反映了组织特征,很有可能拓宽医学超声检查的应用领域,应引起高度重视。

(二)乳腺结构不良和瘤样病变

1.乳腺结构不良

乳腺结构不良是最为常见的一种女性乳腺病变,40 岁以上妇女的发病率几乎在90%以上。发病高峰在 35~40 岁,青春期少见,绝经后发病率下降。乳腺结构不良包

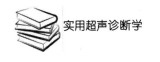

括乳腺组织增生、腺病、腺瘤、囊性病变。

（1）乳腺组织增生

①乳腺组织增生的病理改变：小叶间质内纤维组织中等程度增生和致密化，与小叶间结缔组织融合，小叶边界不清。由于末梢导管不规则出芽，故小叶大小、形状不规整，小导管轻度扩张，甚至形成小囊肿，内含分泌物。

②乳腺组织增生的超声表现：乳腺回声增强，小叶分界不清，形成乳腺结构回声紊乱。乳腺小导管轻度扩一张，管内为无回声状，也可发现乳腺内小囊肿表现。

（2）乳腺囊性病

主要是小叶导管和末梢导管的高度扩张，形成囊肿，腔径可达 2～3mm。大囊肿的腔径可达 2.5mm，腔径小于 2mm 的囊肿称微囊肿。有的在大囊肿附近又有多个小囊肿。囊肿内有淡黄色液体和棕褐色血性液体。上述病理改变均可被超声检查检出。

2. 乳腺瘤样病变

乳腺导管扩张症：以乳晕处集合管明显扩张、管周纤维化和炎性细胞浸润为特征，多发于经产妇绝经前后或妊娠后乳腺。超声检查可发现乳晕下圆形小肿块，大者直径可达 4cm，并极易显示出扩张的导管，据此做出诊断。

乳汁潴留囊肿：为乳腺瘤样病变的一种类型，多见于哺乳期，由于乳腺结构不良、炎症或肿瘤等原因引起导管阻塞，淤积的乳汁使导管呈囊性扩张，可累及单个导管，形成孤立性储留囊肿；常累及多个导管，形成蜂窝状储留囊肿。病程久者，囊壁增厚，超声检查对此病极易做出诊断。

（三）乳腺感染性病变

乳腺炎可分为非特殊性乳腺炎与特殊性乳腺炎。

非特殊性乳腺炎：对需要超声检查者，判定乳房皮下、乳晕下、乳腺内和乳腺后有无脓肿形成。

特殊性乳腺炎：患乳腺结核时，超声检查可判定有无寒性脓肿，并可发现干酪样坏死所致的低回声性肿块和瘘管。

第四章 皮肤科与妇产科超声诊断

第一节 皮肤科超声诊断

检查皮肤的厚度及肿物一般采用望诊、触诊,仅凭主观感觉判断不够精确。做组织活检取材小,不能完全代表全部病变且组织经福尔马林固定、脱水后,镜下厚度与身体皮肤厚度不符,超声检查可确定病变深度、大小、范围,能判断肿物为囊性或实质性及其与周围组织的关系等。超声检查时都得到了清晰显示,并从声像图上反映了各自的特征性病理改变,表明了超声检查皮肤厚度及肿物对于临床诊断与治疗均有显著的指导价值。

超声诊断在医学中的应用已有 40 余年历史,1949 年 Ludwig 与 Struther 首先应用脉冲超声技术进行医学诊断。1952 年 Howry 等人应用二维超声观察组织器官的切面图像。20 世纪 60 年代初期,推出手动式超声扫查仪。随着电子技术的发展,1971 年日本内田与 Bon 设计出电子式超声成像仪。以后随着不断改进与完善,出现了灵敏度高、分辨率好,快速扫描的 B 超检查仪。由于其图像清晰、无损伤、无痛苦、价格低,很快在临床众多科目中得到广泛的应用。1979 年 Alexander 等人首先将超声检查应用于皮肤科,利用 A 型超声确定皮肤的厚度。以后,不断有应用超声检查技术进行皮肤病检查的报道。

一、超声检查的原理与方法

皮肤与皮下软组织超声图像的产生原理,是利用皮肤及皮下组织不同的组织学结构,致使超声波束在透射过程中,产生不同的声阻抗,形成不同强度的声波反射,通过显示器,显示出不同组织的图像。

皮肤超声检查的方法文献报告大致相同,即采用高频线阵探头(7.5MHz 或 10MHz),皮肤与探头间放置厚约 2~3cm 的水囊或塑胶垫,探头与皮肤表面保持垂直,密切接触。在手指或皱壁处可用扇扫探头。当图像清晰时,可冻结图像进行观察。

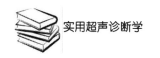

以观察病变区域、病变周围正常皮肤与皮下组织,作比较分析。测量皮肤层厚度时,取互相垂直的两个断面图像,运用游标测量。如用分规量出图像上皮肤厚度,再按视图像标尺长度折算,可较游标测量更为准确。

二、皮肤厚度的测量

测量皮肤厚度在一些皮肤病,如硬皮病、硬肿病、皮下脂肪萎缩、斑状萎缩等的诊断与治疗均具有实用意义。目前临床判断皮肤厚度,主要靠触诊。由于皮下脂肪组织的多少因人而异,皮肤厚度的触诊仅凭主观感觉,显然是十分粗糙的。用 Harpenden 卡尺测量及 X 线方法测量,前者需要皮肤处于足够松弛的状态,测量时才能将皮肤提起,且皮下脂肪层也包括在内。由于皮下脂肪在不同个体差异很大,即使在同一个人,也因部位不同而有差异,因此此法很不准确。后者只能用于肢端皮肤,且有致电离辐射损害的危险,不宜多次重复检查,故不能在临床推广。皮肤活体组织检查虽可较准确测定皮肤厚度,但本法属于有创伤性检查,患者不易接受,难以反复进行。同时,组织标本经福尔马林液等固定脱水处理后,在镜下测得的厚度不能真正反映在身体上的厚度。

1979 年 Rukavina 等人提出应用 B 超观察皮肤与皮下组织。1981 年 Cole 等人首先应用高频探头(IOMHz)观察硬肿病病人皮肤厚度与正常皮肤厚度的差别,证明可更准确地辨明病变皮肤与正常皮肤的厚度。

在超声图像上,表皮为强反射回声带,真皮层为均质中等回声带,皮下层为脂肪组织形成的低回声带,与皮肤层易于区别。脂肪层下方的肌肉筋膜为强反射回声带,其下方的肌层组织表现为回声粗糙的低回声或强回声反射区。

有些作者还将超声测量结果与活体组织标本的皮肤厚度测定比较,两种方法结果一致,证实超声测量方法是可靠的。皮肤厚度的超声测量,具有简便,准确,无创伤,可做多部位重复检查,是测定皮肤厚度的理想方法,值得应用。

三、恶性黑素瘤的超声现案

恶性黑素瘤是恶性程度很高的肿瘤。一般认为,皮肤黑素瘤的厚度对预后有决定性意义,手术治疗的范围和深度取决于损害厚度。一般术前对厚度的判断,大多是取损害的活体组织经组织切片来测定。由于取材小,不可能代表整个肿瘤的深度。而超声检查则是观察恶性黑素瘤大小、范围、侵犯深度极为有用的工具。

1983 年,Kraus 等人报告使用高分辨超声探头对恶性黑素瘤进行检查。认为可较组织学检查更准确,更容易地确定肿瘤的最大侵袭深度和范围,从而有助于治疗方案的制定。1984 年，RapHael 等详细观察了恶性黑素瘤的超声表现，并与色素痣的表现作了对比。在超声图像上，恶性黑素瘤表现为皮肤与皮下组织的均质低回声，或无回声改变，其后方透声增强。色痣表现为单纯在皮肤内的低回声区，不侵犯皮下组织层，内部回声不均质，边界较清晰，可以与黑素瘤区别。作者将恶性黑素瘤及痣的冰冻切片和常规组织切片与超声测量的病变皮肤厚度比较，超声测量结果相当满意（相关系数在 0.9 以上）。但对黑素瘤的确诊，仍需依靠组织学方法。

四、皮肤及皮下肿物的超声检查

Rukavina 等在 1979 年建议用超声观察皮肤与皮下组织肿物的大小、范围、囊性或实质性，及其与周围组织的关系。1981 年，Bernardin。等人对肢体软组织进行超声观察并与 CT，X 线检查方法作了比较，超声对软组织分辨清晰、可做多轴面断层、简便、无损害、易重复是其优点。

1985 年，Lawrence 等人报告 1 例皮肤皮样囊肿的超声检查。由于囊肿内部含有脱落的角质碎屑、液体等多种成分，回声呈明显不均质状。而脂肪瘤表现为均匀的低回声区，故可鉴别。1990 年，Nessi 等人较详细地报告了皮肤与皮下肿物超声的观察结果。作者观察了皮肤及皮下囊肿、皮脂腺囊肿、血管瘤、淋巴管瘤、脂肪瘤、皮肤纤维瘤、脂膜炎、Kaposi 肉瘤、淋巴瘤等病变的超声图像特点。皮肤及皮下囊肿为边界完整光滑的球型无回声区，囊肿内黏液较多时，可见少许弱回声。皮脂腺囊肿图像多在皮肤层，与皮下层无关，内部弱回声较黏液性囊肿更广泛。

在良性血管肿物中，血管瘤及淋巴管瘤表现为以无回声为主的混合性回声结节，波及皮肤与皮下层。结节壁薄，内部可见强回声分隔。淋巴管瘤无回声腔较大，由多个无回声小区融合且互相沟通构成。血管瘤无回声腔较小，少数血管瘤以低回声为主。脂肪瘤及皮肤纤维瘤超声形态相似，表现为均质的低回声团块，界清晰。膜炎病变范围较广，与周围正常组织分界不清，表现为局部皮下脂肪层增厚，内部有散在的低回声小结，边界不清。

Haposi 肉瘤及皮肤淋巴瘤的超声图像，前者表现为边界十分模糊的低回声不均质的结节，内部无分隔存在，需注意与血管瘤、刀脂肪瘤鉴别。皮肤淋巴瘤表现为皮肤及皮下层广泛的增厚，内部有形态不规则的低回声小区存在，散在分布于皮肤及皮下层，病变区与正常组织界限不明显。由于皮肤淋巴瘤同时侵犯皮肤及皮下层，与只引起皮下脂肪层增厚的脂膜炎不难区别。

当体表肿物大部延伸到皮下层时，触诊估计肿物大小、范围均不可能准确。而超

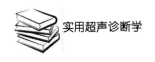

声检查则可以很好解决这一问题。虽然超声检查尚不能做出许多肿物明确性质的判断,但在确定肿物大小、范围、深度,与周围组织的关系,判断肿物为囊性或实质性,均具有显著的临床价值。随着经验的积累和超声诊断技术的改进,提供皮肤与皮下肿物病变性质的诊断是可能的。因此,皮肤及皮下组织超声可望发挥更大的作用。

第二节　妇产科超声诊断

超声造影技术的出现是整个医学发展史上的一个里程碑,20 世纪 60 年代后这种新技术在超声技术发展的基础上得到了长足的发展。然而超声造影技术在妇产科中的应用频率却相对较低,这与超声造影技术的发展程度具有直接关系。

随着超声造影及其相关技术的不断成熟,以及造影剂的不断改善,超声造影在妇产科领域大范围的应用与推广具备了理论可能。尽管超声造影技术的发展已经相当成熟,但鉴于妇产科患者疾病的特殊性,超声造影技术在目前妇产科的应用范围还相对狭窄。下面简单介绍超声造影技术在当前的应用情况及超声造影在妇产科诊疗中的发展前景进行展望。

一、超声造影的含义

超声造影技术是现代医学超声学新技术之一,是医学超声发展到一定阶段而出现的一种新技术。超声技术和超声造影技术具有一定的差别,超声造影技术是在超声技术基础上发展而来的。20 世纪 70 年代兴起的实时灰阶超声技术是现代超声技术得以发展的重要基础。超声造影或称为超声造影成像,在 20 世纪 90 年代开始出现。探讨超声造影技术时,必须提及造影剂,静脉注射造影剂是超声造影技术中不可或缺的重要部分。造影剂也称为对比剂,是为了增强超声造影成像效果而注入(或服用)到人体组织或器官的一种化学制品。造影剂的主要功能可以显著增强人体血流的散射信号强度,从而使医务人员能够实时地观察组织的微血管灌注信息,从而提高对某些疾病的诊疗能力。

二、超声造影技术的发展

超声造影技术是现代医学超声学领域发展最迅猛的技术之一。超声造影最初被应用于心脏疾病的诊疗,而目前其对肝脏等其他疾病的诊疗也发挥了重要作用。彩色多普勒成像技术在 20 世纪 80 年代已经极为成熟,而随着科学技术的不断发展,超声造影成像则成了现代医学超声学领域中的"宠儿"。

整个医疗界和学术界对超声造影成像的相关研究也越来越多。与此同时,造影剂不断地推陈出新也使超声造影成像技术得以不断地发展,其对成像结果的增强能力已经与 CT 极为相似,造影超声心动图、肝脏谐波超声造影、肾脏超声造影和脾脏超声造影等都是超声造影技术在临床上的具体应用。

最近几年,超声造影技术也开始在妇产科的诊疗中得到了具体的应用,且临床结果也相对较好二超声造影成像的效果直接决定了超声造影技术的发展上限,而超声造影成像效果与造影剂关系密切。

总体来说,造影剂的发展经历了 3 个主要阶段,当前 SonoVue 这种新型医用造影剂十分先进,得到了中外医学界的广泛认可二造影剂制造技术的不断成熟也使超声造影技术的发展迈向了一个新高度。超声造影技术在临床具体应用上也具有一定的优势,其费用较 CT 和 MRI 低,且安全性好,无过敏性风险,成像效果与 CT 及 MRI 极为相似,这一系列的优势也使其能够得到更多的认可与支持。

三、超声造影在妇产科诊疗中的应用

鉴别具体的妇科疾病:超声造影成像在妇产科领域中的应用频率逐渐上升,大量的临床实例也表明其在妇产科具体疾病的鉴别中能够发挥出应有的作用。在卵巢肿瘤性质的鉴别上,超声造影具有很大的优势与适用性。子宫肌瘤与子宫腺肌瘤的临床表现具有很大的相似之处,简单的超声难以对其进行准确的鉴别。恶性卵巢肿瘤会严重危害妇女的身体健康,而这种恶性肿瘤早期无明显症状,数据显示,75% 的患者在发现时已属于晚期,治愈的难度也相对较高。正因如此,对于卵巢肿瘤的性质及发病阶段进行及时而准确的鉴别显得尤为重要。超声造影能够明显地提高显示微小血管的能力,而相关的医务人员通过对肿瘤血管数目的观察和多普勒信号的判定能够更为充分地了解卵巢肿瘤的性质。通过相应的电脑分析程序以及时间 – 强度曲线也可以达到鉴别卵巢肿瘤的目的。研究表明,用超声造影进行诊疗时,恶性卵巢肿瘤在注射了相应的造影剂后,其多普勒信号的强度更大。而在时间 – 强度曲线的特征表现上,良性肿瘤曲线的下降分为早期快与晚期慢的两相表现,恶性肿瘤则呈现出直线慢降的单相表现。在子宫肌瘤和子宫腺肌瘤的鉴别上,超声造影也得到了广泛的认可与应用。超声造影对卵巢的良性肿瘤和恶性肿瘤的鉴别诊断和卵巢肿瘤的早期诊断有重要的参考价值。研究显示,在实时造影成像匹配技术下,子宫病灶的造影方式主要包括同步型、周边网状和缓慢向心型三种。子宫肌瘤呈现为周边网状型,而子宫腺肌瘤则

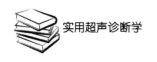

呈现出同步型和缓慢向心型,超声造影对子宫肌瘤和子宫腺肌瘤的鉴别准确率可达94%。准确区分妇科疾病是进行有效治疗的重要前提,在妇科疾病的诊疗中,超声造影具有极强的现实意义。

辅助妇科疾病的诊疗:超声造影在妇产科临床实践中也能辅助妇科疾病的诊疗。前文已经提到了超声造影在病情诊断上的应用现状,而超声造影对具体的妇科疾病的诊疗具有辅助作用。当代超声造影技术离不开相关计算机分析软件的支持,而这些科学性和准确度较高的分析结构能够直观体现出患者的病情。例如,向输卵管注射造影剂,通过造影成像技术可以确定输卵管的堵塞情况,这在解决女性不孕的问题上具有很大的临床作用。而在输卵管阻塞的具体治疗中,通过及时了解输卵管阻塞情况,选择更有针对性的治疗手段极为重要。而对输卵管阻塞程度的了解则离不开超声造影技术的支持。在子宫肌瘤的治疗过程中,适时应用超声造影技术能够对子宫动脉栓塞术的实际效果和进程进行实时监测,而根据相应的成像分析结果调整治疗方案有利于减少缺血性并发症的出现。在宫颈疾病的治疗中,超声造影可以显示出宫颈病变部分的血流灌注方式及构筑特点,而这些关键信息则能够为妇产科医务人员提供更多的临床数据与参考。超声造影并不能对妇科疾病的治疗起决定作用,其在妇科疾病的治疗中发挥辅助性作用,而这种辅助作用的体现则是通过具体的成像和相应软件分析结果体现出来。然而我们不能因此忽视超声造影在妇产科诊疗中的作用,应用还停留在论证阶段,很多实践也停留在医学实验室中,其针对人体的适用性和安全性还需要进一步的临床实验。超声造影技术所依赖的造影剂需要通过静脉注射到人体内,从现阶段来看,造影剂没有严重的不良反应,但我们依然不能否定其存在危害人体机能的可能。在妇产科,对有身孕的患者是否可以行超声造影、适用的时间与程度、对胎儿发育的潜在影响都有待临床实验。而在一系列不确定因素下,不会贸然选择超声造影技术对妇产科疾病进行辅助诊治。超声造影技术在整个医学领域的大发展是一个必然趋势,而在具体的妇产科诊疗中,很多实际性问题还有待进一步的科学研究与实验论证。

将超声造影技术称为医学领域中的里程碑技术仍不为过,这种技术所带来的诊疗手段革新及诊疗效果非常明显,而其在造福患者、方便医疗中的贡献也是巨大的。

妇产科诊疗过程中也需要相应的医疗技术与医疗设备进行支持,超声造影技术在妇产科的应用虽然相对狭窄,但我们有理由相信,在现有医学水平和科学不断发展的基础上,妇产科应用超声造影技术辅助相关疾病的诊疗是一种不可避免的趋势,而作为众多产科医务人员中的一分子,我们也需要对超声造影技术给予了解与重视,使这项技术能真正造福于万千女性。

超声检查作为妇产科临床主要的检查方法之一,尤其在产科方面是唯一,在妇产科临床工作中担负着重要作用,为妇科疾病的诊断和鉴别诊断、产科胎儿畸形的筛查、胎儿发育的评价提供可大量信息,也是监测优生优育的重要方法。它的应用推动了妇产科检查和诊断的发展,合理正确应用这些技术是超声临床医师的新课题。

1. 检查途径

超声技术的重要发展方向包括超声探头的进步和晶片制作工艺的改善,使得超声探头逐渐缩小。因此,妇产科超声检查途径也从原来的单纯腹壁超声检查发展到目前的多种检查途径,包括经阴道超声检查、经宫腔超声检查和腹腔镜超声检查。

2. 三维超声对妇产科疾病诊断的影响

自20世纪70年代中期人们已开始探讨发展三维超声成像技术,80年代后期随着计算机技术的发展而应用于临床的新的超声诊断技术。其发展过程包括早期仅在屏幕上呈现3个不同的平面图像(C型超声),即分别表示脏器的纵切面(A平面)、横切面(B平面)和冠状切面(C平面),到F切面的建立(F型超声)。目前,应用在临床的实时三维超声不仅具有上述功能,而且组织器官超声图像切面的立体数据库在计算机的帮助下进行三维重建可获得组织器官的任何超声切面图像。

三维超声最大的优点是:①超声扫查的标准化:三维超声通过对某一脏器的扫描,获得器官的立体超声图像数据库,可使超声扫描程序化、标准化,将超声诊断专家从繁忙的日常事务性工作中解放出来,淡化超声检查手法的差异,从而简化超声扫描的培训要求;②三维立体超声图像数据库的存在,有利于超声远程会诊、资料回顾性分析及教学;③不同超声图像切面的获得,消除了绝大部分超声检查的死角,从而可为临床诊断提供更多的信息。三维超声是建立在二维超声基础上的,其不足之处是图像的质量同样受二维超声的限制。三维重建功能目前仍不完善,仅表面重建技术较为完善,其他重建技术有待进一步发展。

实时三维超声在妇产科疾病诊断中应用范围和应用价值是通过超声医师在临床实中不断发现和发展的。根据三维超声形成的原理,目前实时三维超声的应用一定要建立在二维超声基础上,通过三维超声显示弥补二维超声检查时的空间关系显示不足等情况,从而提高超声诊断准确率,更好地服务临床工作。

应用三维超声测定容积的方法,可准确测量子宫内膜癌的容积大小。该指标对子宫内膜癌的诊断、分期及预后有重要意义。而在三维超声出现之前,尚无一种方法能准确测量子宫内膜癌的容积。目前,三维和实时三维超声在产科领域的应用价值已经得到临床和超声医师的认可。但随着对该技术应用的深入,其应用范围会不断地被发

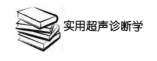

现,从而在产前检查中发挥更大的作用。

3. 介入性超声

介入性超声已经广泛应用在妇产科领域,其特点是在创伤极小的情况下达到诊断和治疗的目的,为临床提供了不可低估的使用价值。介入性超声作为现代超声医学的一个分支,在妇产科领域已有较大的发展,经阴道超声引导下穿刺又为妇产科介入性超声开辟了一条新的途径。

4. 超声造影技术

超声造影剂和超声造影技术的发展为超声观察组织器官的微循环和微灌注创造了条件,超声造影已经在肝脏疾病的诊断和治疗中发挥了巨大的应用,其在妇科领域(尤其卵巢肿瘤)的应用也已经起步,必将在二维超声基础上为妇科疾病的诊断提供新的检查手段和更加丰富的信息。

以 SonoVue 为代表的超声造影剂是一种含氟烷气体包绕磷脂的微气泡造影剂,微泡直径 $2 \sim 5 \mu m$,通过静脉滴注可以通过肺循环和微循环。因此,可用来评价组织器官的微循环和组织血液循环。在妇科的应用主要为评价子宫和卵巢的良恶性疾病,并取得一定的效果。研究发现在静脉滴注造影剂后,正常情况下子宫肌层快速充盈,并向内膜层延伸,卵巢在子宫肌层充盈的同时显影。造影剂在子宫和卵巢内正常充盈和廓清的时间序列有一定的规律,从而为诊断或鉴别疾病提供了依据,而且充盈强度的变化在不同疾病状态下也会产生一定的区别。在二维超声和彩色超声的基础上,超声造影技术进一步提高了对肿瘤的鉴别能力,该技术的优点表现为可显示组织器官的微灌注:彩色血流成像作为一种无创伤、简便易行的影像检查,已广泛用于评价肿块的血管,其主要观察指标为血流阻力指数(RI)、搏动指数(PI)、肿瘤内血管的分布,但彩色血流成像对肿瘤内小血管、低速血流,或较深部位肿瘤内血流的显示仍有一定局限性。而造影剂微泡可以增加超声的背向散射信号,提高微血管内的回声能量,显示微血管内血液灌注。

虽然通过评价造影剂在组织中的显示序列、持续时间、廓清时间和充盈强度等在鉴别妇科良恶性肿瘤中有一定的价值,但目前临床上应用超声、彩色超声等技术对鉴别该方面疾病的价值已经较大,应用超声造影以后并不一定能增加诊断价值。而且,超声造影区别卵巢良恶性肿瘤时,所选择的病例可能二维超声和彩色超声已经能做出诊断。因此,作为超声医师应该寻找该技术的更大应用价值。如卵巢恶性肿瘤时大量新生血管的形成,超声造影可以显示该血管的存在,但在恶性肿瘤时并非每个实质性区域都有大量新生血管的存在(坏死区域)。

由于受到造影剂的物理性能等影响,关于造影技术在产科的应用,应该十分谨慎。从造影剂本身的限制而言,除受造影剂不能通过胎盘循环经母体进入胎儿血循环的因素外,造影剂本身是否对胎儿有影响目前还没有定论,姑且超声造影技术在妊娠时期的应用仍未开展。对在妊娠期应用超声造影技术发现和诊断妊娠疾病或胎儿异常的研究,应进行严格的科研论证和药物毒性研究,并应该注意伦理问题。

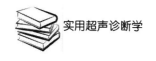

第五章　腹部超声诊断

第一节　腹部超声探测发展史

无数年来,有些动物例如蝙蝠就利用超声进行飞翔时的导航,可是直到一百年前。当实验室中还不能产生超声的时候,Curie 兄弟首先发现了压电效应,这种效应对产生和证明高频机械振动波提供了可能性(1880)。E. Curie 为她母亲 M. Curie 所写的传记中,讲述她的父亲 Piarre 和他的一项发明时说:当 Pierre16 岁毕业时,便是一名从事科学研究的学生,到 18 岁时,便获得了理学士学位。19 岁时在基础科学学院任 Dessains 教授的研究助手。在此,他坚持研究工作达 5 年之久。他和其兄 Iacq 共同进行了实验工作,当时 Jacques 在 Sorbanne 也是一名研究助手。这两位年轻的物理学家,不久就宣布发现了一种重要现象,即压电效应。他们经过多次科学实验,终于发明了一种有多种用途的新的材料装备,即压电石英晶体。用这种晶体,有可能显示出非常微弱的充电讯号。

第一次世界大战时,Chilowsky 和 Langevin 曾首先试图应用这一原理去发现敌方的潜艇。这种超声技术后来被发展成为完善而闻名的声呐系统(声的导航和测距)。用同样的回声技术能发现金属体中的裂隙。这是由 Sokolaw 和 Firestone 所首先报道的。

1942 年 Dussik 在澳大利亚曾首次试图应用超声作医学诊断,他试想借超声的穿透作用,使之穿过颅骨,再从对侧进行检测,就能将脑瘤的轮廓显示出来,好像 X 线一样。但其试验未能成功,1949 年 Ludwig 与 Struther 首先发表了应用脉冲超声技术进行医学诊断的工作。在精心研究超声声速和衰减现象的物理基础上,他们证实超声可能探测胆结石及软组织中的异物。

此后不久,从 1950—1953 年期间,Wild 及其研究组在 Minneapolis 城发表了一系列关赞超声在医学上应用的论文。他们主要感兴趣的领域是探测脑瘤和乳腺肿瘤。无疑,美国 Colorado 州首府 Denver 城的研究小组对超声在医学中的早期发展,曾起过很大的作用。D. Huwry 赞 1947 年曾首先开始了应用超声对软组织结构进行显示。1949 年 Howry 和工程师 W. Bliss 合作,研制了一种能记录组织界面的声像图的仪器。至 1950 年秋季。Howry 获得了第一张横切面的超声图像。1951 年 Howry 研制了第一台多方位或复合扫描系统的仪器,并在几次试用之后,成功地获得了在盆水浴中金属物体的影像。以 Howry 的工作所撰写的第一篇论文,公开发表在 1952 年的实验与临床医学杂志(Journal of Laboratory Clinical Medicine)上。

1951 年 J. Holmes 开始接探测仪,并于 1958 年在《柳叶刀》(Lancet)杂志上发表了他们的第一篇论文。早在 1952 年,在日本就有一批医生和工程师开始了他们的超声医学研究。至 1957 年,Y. Kikuchi、R. Uchida、K. Ihriaka 及 T. Wagai 发表了他们的论文:"对早期癌瘤的超声诊断",在论文中叙述了浴盆水中的探测器并显示了腹部声像图。这些创始人开辟了道路。他们对这种新的诊断工具提出了评价。并认为超声诊断还有巨大的潜力,这种潜力不仅局限于在腹部超声诊断方面取得的成效。超声工作仍然是年轻的,还在向前进展中,且其装备经常处于发展和更新之中。

第二节　腹部器官闭合性损伤超声诊断

闭合性腹部脏器损伤,大多数有腹腔积血、积液。超声检查不仅可以发现腹腔内有无积液,并可对腹腔内积液量进行估计。超声诊断腹部闭合性损伤,首先应确定腹腔内有无脏器破裂,仔细观察腹腔及盆腔内有无积液及游离气体,外伤后一旦发现腹腔及盆腔内积液或游离气体存在,均应高度怀疑存在腹腔内脏器破裂出血。

腹部闭合性损伤作为一种急腹症,具有病情发展快、急的特点,可见,早期诊断是降低腹部器官闭合性损伤患者病死率的关键。近年来,超声技术在临床诊断中得到广泛运用,张梅在相关研究中指出,超声诊断腹部器官闭合性损伤的准确率高达 96%。本研究结果显示,超声诊断的符合率为 87.50%,漏诊率为 9.09%,误诊率为 3.41%,本研究结果与张梅的研究结果存在差异,推测可能与资料选取样本例数有关,但二者均证实超声诊断具应用价值。这是因为闭合性腹部损伤患者多存存腹腔积血、积液情况,而超声检查不仅可检查腹腔内是否存在积液,而且还可评估腹腔内积液含量,故可用于腹部器官闭合性损伤的临床诊断。

腹部闭合性损伤可分为两种,一种是实质性器官破裂,另一种是空腔器官破裂。就肝脾肾胰等实质性器官破裂而言,此类患者的实质器官存在不同程度的肿大或者形

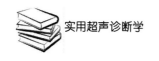

变,若图像显示包膜下与实质器官可见无回声区且局部外膨出,但在血肿机化后出现高回声,诊断为包膜下血肿或者出血,若实质性器官内见液性暗或者不规则无回声区,诊断为中心性破裂;若可见实质性器官破裂口周围液体包绕,且与破裂口衔接,诊断为完全性破裂。就胃肠道等空腔器官破裂而言,超声诊断主要是依靠间接征象来判断,而以下3种情况可增加诊断难度:①腹腔积血或积液,腹腔内可见液性暗区,其中暗区大者显示肠管漂浮,以及不规则的强回光点;②可于腹腔和肠间隙见到不规则气体强回声,且实质性器官边缘模糊;③出现局部炎性水肿和周围肠管的粘连情况,可形成不均匀的质团块。因此需要对患者受伤部位予以重点扫查,细致观察其空腔器官是否存在节段性增厚或扩张情况。受到样本量、时间以及环境等因素的影响,本研究结果有待进一步研究验证。

伴随医学技术的发展,超声诊断在临床诊断中得到广泛应用,其在腹部器官闭合性损伤中的诊断准确率较高,具有实际应用价值。

一、肝、脾、肾、胰腺等实质脏器破裂

肝脾肾实质脏器破裂表现实质脏器会不同程度的肿大和形态改变,大致分三种类型:

①包膜下血肿或出血:表现包膜下与实质脏器之间出现无回声区,局部向外膨出,随着时间的推移,血肿机化,无回声区可成较高回声;

②中心性破裂:实质脏器内见不规则无回声或液性暗区;

③完全性破裂:实质脏器包膜连续性中断,可见实质脏器破裂口周围液体包绕并与破裂口相连。胰腺位于腹膜后,位置较深,尤其是饱餐后扫查,上腹部气体较多,影响扫查效果,所以胰腺超声漏诊率较高;超声如果发现胰腺及周围异常,提示胰腺及周围异常,对预后及治疗有非常重要意义。所以超声检查对实质性脏器破裂比较敏感,实质脏器轮廓线是否完整以及实质内部有无不规则不均质混合回声区,以确定脏器破裂部分及程度。

二、胃、肠道等空腔脏器破裂

空腔脏器损伤超声直接诊断较困难,只能通过间接征象来判断是否空腔脏器破裂,主要的间接征象为:腹腔的游离气体及腹腔积液;空腔脏器破裂后造成气体及液体外漏,游离气体遮盖肝脾前间隙,加上网膜包绕,不易观察到破裂口。①腹腔积血积液:腹腔可见大小不等液性暗区,暗区较大者可见肠管漂浮其中,液性暗区内可见不规则强回声光点,考虑有血凝块存在。②腹腔积气:腹腔及肠间隙见不规则气体强回声,

腹腔内实质脏器边缘欠清晰。③空腔破裂口出血及内容物溢出,局部发生炎性水肿及周围肠管粘连,形成不均质团块。所以根据患者外伤时的受力部位进行重点扫查,观察空腔脏器有无节段性增厚及扩张、可以大致判定空腔脏器破裂损伤部位。如积血量不多,受伤早期,应仔细扫查积血部位周围的腹腔脏器,因受伤早期积血往往积聚于受伤脏器周围或局部。

三、腹腔超声诊断的局限性

腹腔内不论是空腔还是实质脏器破裂的诊断超声诊断均有一定的局限性。在做超声时,不仅要注意观察实质脏器,还要注意观察那些有明显压痛的部位。观察是否有局限性积液或大网膜迁移、包裹及肠管有无局限性扩张,胃肠蠕动有无减弱等。经过仔细检查后,再根据其他检查综合地做出诊断,提高诊断率。另外2例实质脏器破裂的误诊病例,其中1例为脾脏破裂血凝块积聚在肝裂内误诊为肝破裂,大量腹腔积液脾脏受压变小,误诊为脾破裂。手术证实为单纯性腹腔积液。

超声检查能迅速及时做出腹腔脏器破裂的诊断,并能明确脏器破裂的部位、程度及出血量,特别是对实质脏器破裂的检出率高,对空腔脏器破裂能提供间接诊断依据。对腹腔内游离液体的存在检查敏感,而游离液体的出现意味着腹腔内脏器破裂或是腹腔内血管损伤,可使临床医生考虑范围缩小,从而为临床及时剖腹探查赢得时间,大大缩短了脏器破裂的诊断过程,总之,超声检查对实质性脏器破裂有较高的诊断价值,对空腔脏器破裂有一定的应用价值。

第三节　实质性脏器损伤

在腹部外伤的患者中,脾脏损伤的概率居首位,其次为肝脏损伤及肾脏损伤。胰腺损伤则比较少见。实质脏器损伤主要表现为中央破裂、真性破裂及包膜下破裂。中央破裂是指破裂发生在脏器实质深部,脏器轮廓清晰,外形可有不同程度的增大,包膜完整,病变多呈散在分布的不均匀高回声或混合回声,部分形成实质内血肿。真性破裂是指脏器包膜与实质同时破裂,超声可见脏器体积增大,形态失常,轮廓不规则,包膜连续中断,实质内有不均匀性回声增强或减低区,间隔无回声区。

1. 包膜下破裂

是指脏器周缘部损伤,包膜未破损,超声表现为轮廓与脾包膜之间见梭形或半月

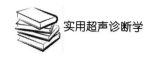

形无回声区,实质可因受压移位或变形,新鲜血肿内可见少许漂动的点状回声,陈旧性血肿内回声增多,可见较多点状、条索状回声。

2. 空腔脏器损伤

对空腔脏器(胃、肠)损伤,超声只能通过腹腔积液等间接征象及结合临床表现来推断。本组病例中,8例手术证实是肠管或血管损伤的病例中,超声检查均探及腹腔积液。

3. 腹膜后间隙血肿

血肿多由骨盆、腰椎骨折血管破裂所致,积血区为无回声或低回声包块,血肿壁较厚且不规则,或呈扁圆形,前后径较小,并有沿腹膜后间隙延伸的倾向,不随呼吸运动改变而变化。

4. 腹腔积液

超声对腹盆腔积液敏感性较高,腹腔及盆腔积液是判断有无脏器损伤最敏感的指标之一,也是提供手术指征的重要依据。在本组54个病例中,28例可探及腹腔积液,且这些病例均证实有腹部内脏损伤。

5. 诊断中的不足

超声对腹部内脏损伤诊断也有不足之处,主要与以下因素有关。①外伤患者因伤口所在及受伤部位疼痛,呼吸及体位常受限,致超声扫查范围及角度受限。②肝脏及脾脏靠近膈顶的位置常受肺气干扰,该处损伤显示效果不佳。③肥胖或肠道气体较多的患者,令超声穿透力减弱,以致器官深部损伤显示不清,降低脏器损伤的检出率。④肾脏为腹膜后器官,部分背部肌肉较厚,且肌肉紧实致密的患者,肾脏损伤的检出率会降低。⑤病程较长的陈旧性损伤或外伤病史不明确的患者,脏器内的损伤病灶有时与肿瘤难以鉴别。

为了减少漏诊误诊,要仔细询问病史,在患者身体条件允许的情况下,尽量应用多体位及多角度扫查,扫查范围要足够大,不能仅局限于疼痛部位或受伤部位;嘱患者调整呼吸配合检查,探头适当加压,以减少肠气及肺气对检查的干扰;适当调节超声仪器的频率及增益,以更好地显示病灶。对于临床表现与超声检查结果不一致或高度怀疑内脏损伤的病例,要密切观察患者病情进展情况,必要时再次复查超声或行CT检查。

腹部外伤的发生率很高,及早诊断和治疗至关重要。超声具有方便快捷准确诊断腹部脏器损伤的特点,为临床选择合理的治疗方案提供可靠的依据;对于保守治疗患者,超声可以监测病情进展。故超声检查在腹部外伤诊断中具有重要价值,应作为首选检查方法。

　　腹部实质性脏器挫伤的声像图表现早期为实质性脏器内部出现不均质性片状增强回声区,随着时间的推移脏器内出现以片状增强回声为主的不均质回声区,间以少许不规则的低回声或无回声区。损伤时间越长,实质性脏器内的低回声及无回声区越多,而轻度肾挫伤仅有少量血尿者,声像图可无明显异常;实质性脏器破裂表现为包膜不规则,常可见实质性脏器轮廓有限局性中断,可引起脏器周围积血、积液,肾周筋膜破裂时,则血液和尿液渗入腹膜后间隙形成血肿或尿液肿物;肝、脾、肾包膜下血肿表现为脏器包膜下和脏器表面与周围脏器或胸壁间的梭形或不规则形低回声或无回声区,无回声区内可见细小微弱回声,及漂浮现象。膀胱损伤的声像图表现膀胱始终不充盈,腹腔和盆腔积液。

　　在受伤区可探及类圆形或不规则形、轮廓清楚、内壁较整齐、包膜回声不明显之无回声区。若为新鲜出血多为无回声区,当有血凝块沉积时则无回声区内可出现低回声,血肿机化时还可见到不规则稍强回声光带,血肿无回声区不随呼吸运动而改变位置,在改变体位或用手推动时位置亦不改变。

　　本组有 3 例误诊者首次 B 超检查均未见异常,因合并多脏器损伤者且临床及 B 超检查为不典型表现而遗漏,通过跟踪随访、CT 等其他影像学检查或手术探查时才发现。因此腹部外伤的患者,如果首次 B 超检查阴性者,应近期跟踪随访并仔细观察,以免漏诊而延误治疗。

　　本组超声诊断宫外孕阳性率为 90%,本组漏诊 4 例,黄体破裂误诊为宫外孕 5 例,阑尾穿孔 1 例。26 例空腹腔脏器损伤,超声只探查出腹腔少量积液,腹腔积气,并未明确诊断。从上述病例误诊漏诊中,我们认为超声图像对于空腹腔脏器及实质脏器三的诊断具有一定应用价值,但还存在不足的局限性,由于患者受伤时间短,局部疼痛或合并伤的存在及体位的限制,常给超声探查带来一定困难,容易造成误诊漏诊。

　　实施超声诊断的方法简便,无创伤性、迅速、不受病情危重的限制,能根据声像图特点,及时判断腹部脏器损伤的程度和种类,血肿部位及内出血情况,能及时为临床医生提供可靠的依据。超声能显示损伤的脏器、位置、程度和出血量的多少,对腹腔脏器破裂的诊断有较高的诊断价值,并能动态观察,指导临床治疗和随诊。故超声检查应作为内脏损伤或内出血急诊中的首选而重要的诊断方法。

　　腹部闭合性损伤时,腹腔内脏器破损造成内出血,往往病情危急,要求及时明确诊断。由于脏器损伤的症状和体征缺乏特异性,因此,临床对脏器损伤部位、程度难以做出明确诊断。超声显像操作方便、安全无创,可行床旁检查,是一种迅速简便的非损伤性检查方法。对腹部创伤诊断颇有帮助,诊断符合率高达 95% ~98%,对实质性脏器

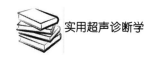

损伤直接显示损伤部位、范围以及脏器周围和腹水,断定积液多少较为准确,对内出血诊断尤为可靠,为临床提供可靠的影像学依据。

肝损伤占腹外伤5%～10%,包膜下破裂,显示肝脏肿大,局部隆起,有时可见肝包膜与肝实质分离现象,肝实质可显示不规则的无回声或弱回声液性暗区或可见类圆形血肿,多见于包膜下或凝血块后可呈回声较强或是强弱不均的肿块样表现。完全破裂肝表面不平整,包膜回声线断裂分离,将正常回声结构的肝实质离断,肝周围或腹腔可见积液。

外伤性脾破裂占腹外伤的30%,真性破裂:脾包膜连续性中断,局部呈低回声或无回声区,脾包膜中断处脾实质内不均匀,严重脾破裂时包膜多处中断,实质回声杂乱,脾正常形态失常,腹腔内或脾周见液性暗区中央性破裂:脾内不规则性无回声或低回声,边界不清晰,包膜下脾破裂,包膜下半圆形低回声或弱回声区,包绕脾实质,脾实质内无明显变化或可见与包膜下异常回声区相同的裂口。

肾损伤根据损伤的程度不同,其病理改变及声像图表现也各不相同,肾挫伤型声像图改变轻微,肾脏可轻度肿大,实质内可出现局限性高回声带或较小的低回声区或无回声区。肾实质裂伤常表现为肾弥漫或局限性肿大,肾包膜向外膨出,局部边缘不规则的低回声区或无回声区。肾撕裂伤,肾脏体积明显增大,肾实质内可见不规则的无回声区,肾窦扩大,外形不规整或回声散乱,与肾皮质分界清,严重者肾脏可呈完全性断裂或断裂成数块,与肾脏脂肪内血肿和凝血混杂在一起,至肾脏显示模糊不清。

当前,腹部创伤占我国急诊创伤的第四位,如何及时准确地诊断腹内脏器破裂出血,是临床关注的问题,超声诊断因其方便、廉价、诊断率高而成为首选的检查方法。

腹部创伤中,肝损伤占实质性脏器破裂的5%～10%,脾损伤占30.2%,其中声像图特征随外伤后时间长短变化而变化。早期挫伤实质血肿形成前B超均表现为回声增强,呈"云絮状",无占位感,此点与探头频率入射角等均明显关系,当然,范围较大及活动性出血者常为混合性。此外,包膜损伤的重要指标为有无明显腹腔积液,包膜破口定位标志为受损包膜区有无强或弱回声凝血块。超声对监视肝外伤后肝破裂积血区的发展或恢复有重要的临床意义。空腔脏器破裂积液积气。B超判断气腹的简便方法:①腹腔最高点(平卧位肝前间隙,左右侧卧位肝肾、脾肾间隙)出现气体多重反射。②探头加压,气体分散,探头放松,气体有聚拢,以区别于胃肠内气体。③不随呼吸改变,此法特异性高。穿孔病人腹腔积液内多有明显点状回声,可能系胃肠内容物,对于穿孔病人,更应掌握气腹特点,仔细区别胃肠内容,并结合临床症状,外伤后盆腔内可能会有及少量积液,系人体应激性反应所致,应密切随访。

一、腹部血肿的超声诊断

腹壁血肿为临床常见疾病,可以在腹部创伤之后发生,也可能由于各种不同原因使用抗凝药物,继发于凝血机制的失调,血液病或退行性血管疾病等均可引起。B 超声像图特点为腹壁内可见边界清晰的无回声,内可以有凝血块的实性回声及血肿机化后的不规则条索状回声,有囊性肿物的后壁回声增强特点,因肿物与腹壁相连,位置固定,不随呼吸上下移动,CDFI 检查周边及内部的实性低回声内无彩色血流信号。超声诊断腹壁血肿简单、方便、准确率很高,B 超定位后穿刺可以明确诊断,而确定治疗方案。巨大血肿需要手术治疗,一般保守治疗效果良好。

二、急腹症的超声诊断

在有胆汁衬托时,囊内或颈部结石表现颇为典型,不难发现和诊断。当结石嵌顿于胆囊颈部时,由于囊壁和结石的接触,其强回声光团变得不明显,仅表现为有胆囊肿大或颈部有声影。对于胆总管中、下段梗阻者,笔者常利用胃窗法或半坐卧位来提高病灶的检出率。

泌尿系统结石的诊断,B 超检查明显优于 X 线,特别是 X 线阴性结石者,肾结石的 B 超表现为集合系统内出现强光团伴声影。如有梗阻,则出现相应的光点分离现象,输尿管结石除了强光团伴声影外,还表现为结石梗阻上段扩张甚至出现肾盂积水,输尿管中下段因受骨盆及肠道气体的干扰,在 B 超图像上难以显示出其结石光团,仅探及其间接征象。

胆道蛔虫症的 B 超检查可提示蛔虫数目、位置、存活等情况,并可评价治疗效果。典型声像图显示扩张的胆管内见蛔虫为两条平行的线状回声带。

急性胰腺炎时,由于肠麻痹所致胃肠道内大量积气,胰腺显示欠清。有人认为:这种现象恰好说明是急性炎症的一种表现。笔者利用半坐卧位后,可提高图像的显示率。胰腺炎的超声检测可评估胰腺的肿胀程度及液体渗出量,观察胰腺炎术后积液吸收情况,为临床治疗提供重要信息。

实质性内脏损伤,声像图常表现为有不同程度的肿大与形态改变,实质密度不均。包膜下出血或局部轻微损伤者,该处脏器周围为低回声包绕。如时间较长、血肿开始机化时,可出现较强的回声。本组 1 例脾实质撕裂伤伴有脾内血肿形成,超声表现为脾肿大,脾实质内局部回声杂乱伴不规则的回声减低区。本组 2 例肾挫裂伤者可看到肾周围有不规则的液性暗区。局部肾实质回声略乱。在肝肾隐窝、脾肾隐窝、膀胱直肠窝或子宫直肠窝发现低回声区或无回声区时,对外伤者提示腹腔内出血很有帮助。

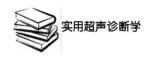

急腹症起病急骤,病情危重,变化快,需及时予以明确诊断,及时治疗。实时超声诊断方法简便,无创伤,无痛苦,迅速,能及时为临床医师提供可靠的诊断依据,在急腹症的诊断和鉴别诊断中具有其独特的价值,值得推广。

第六章 超声治疗

将超声波作用于人体以达到治疗目的的方法称为超声波疗法。超声波疗法的使用范围日益广泛,已远远超过理疗科原来的一般疗法,如超声治癌、泌尿系碎石及口腔医学的应用等,因此超声波疗法的概念应有广义的(包括各种特殊超声疗法)及狭义的(指理疗科常用的无损伤剂量疗法)两种。

第一节 基础概论

高于 20 千赫的声波叫作超声波。将超声波作用于人体以达到治疗目的的方法称为超声波疗法。超声波是一种声波,超过人耳的听觉界限的声波。声源的机械振动能引起周围弹性介质的振动,振动沿着介质由近及远地传播,形成机械波—声波。

频率 500~2500 千赫的超声波有一定的治疗作用。理疗中常用的频率一般为 800~1000 千赫。超声波疗法的使用范围日益广泛,已远远超过理疗科原来的一般疗法,如超声治癌、泌尿系碎石及口腔医学的应用等,因此超声波疗法的概念应有广义的(包括各种特殊超声疗法)及狭义的(指理疗科常用的无损伤剂量疗法)两种。同时随着现代科学技术的进步,超声波不仅用于治疗,还已广泛用于诊断、基础及实验医学、因此已有"超声医学"之称。

一、物理特性

超声波与声波的本质相同,都是物体的机械振动在弹性介质中传播所形成的机械振动波。

(一)超声波的传播

因声波是物质传播能的一种形式,所以其传播必须依赖介质,而在真空中则不能传播,此与光波、电磁波不同。超声波向周围介质传播时,产生一种疏密的波形。这种连续的压缩层和稀疏层交替形成的弹性波和声源振荡的方向一致,是一种弹性纵波。

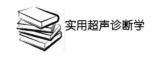

由于超声波具有非常短的波长,可以聚集成狭小的发射线束而呈束状直线播散,故传播具有一定的方向性。

声波的传播速度与介质的特性有关,而与声波的频率无关。声波的传播速度都随介质温度的上升而加快。超声在介质中传播时,强度随其传播距离而减弱,这说明超声能量被吸收,超声的吸收与介质的密度、黏滞性、导热性及超声的频率等有关。超声在气体中被吸收最大,液体中被吸收较小,固体中吸收最小,在空气中的吸收系数比在水中约大一千倍。且介质的吸收系数又与超声波频率的平方成正比,因而高频超声在空气中衰减异常剧烈,所以在治疗中声头下虽是极小的空气光泡,也应避免。

在实际工作中常用半价层或半吸收层来表明一种介质对超声波的吸收能力。半吸收层是指超声波在某种介质中衰减至原来能量的一半时的厚度。半吸收层厚度大,表示吸收能力弱,不同组织对同一频率的超声波其半吸收层值不同,如频率300千赫的超声波,肌肉半吸收层值为3.6厘米,脂肪为6.8厘米,肌肉加脂肪为4.9厘米。同一组织对不同频率的超声波吸收也不同,超声频率愈高吸收愈多,穿透愈浅,如90千周的超声能穿透软组织10厘米,1兆周的超声将穿透5厘米,而4兆周的超声只穿透1厘米深度。因此,常用于理疗的超声波选用8000千周/秒,穿透深度为5厘米左右。

折射、反射与聚焦:超声波由一种介质传播至另一种介质时,将在界面处一部分反射回第一种介质(反射),其余透过界面进入第二种介质,但会发生传播方向的偏转(折射)。声波在界面被反射的程度决定于两种介质的声阻差及入射角的角度。入射角越小,反射角就越小,超声能量反射越少,作用效率越高。声阻差越大,反射程度也越大,(介质的密度和声速的乘积叫介质的声阻)。

声头与空气间反射近于100%,所以超声治疗时需用石蜡油等作接触剂,以减少反射。实验证明,由声头进入组织的超声能量只有35%~40%,而60%~65%被反射。由于空气与组织间的反射,使大量超声能丧失,所以超声波不能通过肺和充气的胃肠。

基于超声传播的反射、折射原理,采用透镜及弧面反射而将声束聚焦于焦点上以产生强大的能量,而治疗某些疾病,如用集束超声波破坏脑部肿瘤等。

超声波在介质中传播的空间范围即介质受到超声振动能作用的区域叫超声声场。超声因其频率高,具有类似光线的束射特性,在接近声头的一段为几乎平行的射束,称之为近场区。其后射束开始扩散,称之为远场区。由于超声场的这种特性,为克服能量分布的不均,在治疗时声头应在治疗部位缓慢地移动。

（二）超声声场

描写超声声场的主要物理量有声压和声强。

1. 声压

超声波在介质中传播时,介质质点在其平衡位置附近做往复运动,使介质内部发生有节律的疏密变化,这种疏密变化形成了压力变化,即声压。代表超声波的强度。声压与超声波的频率和振幅成正比,与声阻成反比。

2. 声强

为单位时间内声能的强度,即在每秒内垂直通过每平方厘米面积的声能。常用测量单位是瓦特/厘米 $2(W/cm^2)$。临床常用治疗剂量为 $3W/cm^2$ 以下。

（三）超声波的发生

产生超声波有各种方法,主要用压电式超声发生器,它是根据压电效应的原理制成的。具有压电效应性质的晶体受到压缩或伸拉时在其受力面上就会产生数量相等而符号相反的电荷,这种物理现象称为压电效应。

二、超声波的生物物理特征

（一）机械作用

超声波在介质中传播时,介质质点在其平衡位置附近作往复运动,使介质内部发生有节律的疏密变化,这种疏密变化形成了压力变化,能对人体组织细胞产生微细按摩作用。微细按摩作用是超声波治疗疾病的最基本的机制。这种对细胞的微细按摩作用可以改变组织细胞的体积,减轻肿胀,改变膜的通透性,促进代谢物质的交换,改变细胞的功能,提高组织细胞的再生能力。所以治疗某些局部循环障碍性疾病,如营养不良性溃疡效果良好。有人观察在超声波的机械作用下,脊髓反射幅度降低,反射的传递受抑制,神经组织的生物电活性降低,因而超声波有明显镇痛作用。超声的机械作用还能使坚硬的结缔组织延长、变软,用于治疗疤痕、粘连及硬皮症等。可见,超声波的机械作用可软化组织、增强渗透、提高代谢、促进血液循环、刺激神经系统及细胞功能,因此有重要的治疗意义,在超声治疗机理上占重要地位。

（二）温热作用

超声波作用于机体时可产生热,超声波在机体内热的形成,主要是组织吸收声能的结果。其产热有以下特点:

由于人体各组织对声能的吸收量各有差异,因而产热也不同。一般超声波的热作

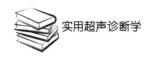

用以骨和结缔组织为量显著,脂肪与血液为最少。如在超声波 5W/cm², 1.5 分钟作用时,温度上升在肌肉为 1.1℃,在骨质则为 5.9℃。

超声波热作用的独特之处是除普遍吸收之外,还可选择性加热,主要是在两种不同介质的交界面上生热较多,特别是在骨膜上可产生局部高热。这在关节、韧带等运动创伤的治疗上有很大意义。所以超声波的热作用(不均匀加热)与高频是及其他物理因子所具有的弥漫性热作用(均匀性加热)是不同的。

超声波产生的热将有 79% ~ 82% 由血液循环带走,18% ~ 21% 由邻近组织的热传导散布,因此当超声波作用于缺少血循环的组织时,如眼的角膜、晶体、玻璃体、睾丸等则应十分注意产生过热,以免发生损害。

(三)空化作用

超声波在液体介质中传播时产生声压。当产生的负声压超过液体的内聚力时,液体中出现细小的空腔,即空化现象。空腔分为两种,即稳定空腔和暂时空腔。

稳定空腔在声压的作用下来回振动,空腔周围产生局部的单向的液体流动。这种非常小的液体流动叫作微流,在超声波治疗中起重要作用。微流可以改变细胞膜的通透性,改变膜两侧的钾、钙等离子的分布,因而加速组织修复的过程,改变神经的电活动,缓解疼痛。暂时的空腔在声压变化时破灭,产生高热、高压、发光、放电等现象,对机体有破坏作用。

三、治疗原理

超声波作用于人体组织产生机械作用、热作用和空化作用,导致人体局部组织血流加速,血液循环改善,血管壁蠕动增加,细胞膜通透性加强,离子重新分布,新陈代谢旺盛,组织中氢离子浓度减低,pH 值增加,酶活性增强,组织再生修复能力加强,肌肉放松,肌张力下降,疼痛减轻或缓解。

超声波治疗中局部组织的变化可以通过神经体液途径影响身体某一阶段或全身,起到治疗作用。

(一)治疗作用

1. 对神经系统的影响

小剂量超声波能使神经兴奋性增高,传导速度加快,减轻神经的炎性反应,促进神经的损伤愈合,提高痛阈,减轻疼痛。因而对周围神经疾病,如神经炎、神经痛,具有明显的镇痛作用。大剂量超声波作用于末梢神经可引起血管麻痹、组织细胞缺氧、继而坏死。

中枢神经对超波显示较高的敏感性,一定剂量之内,超声波对中枢神经的作用如下:作用于大脑可刺激细胞能量代谢,脑血管扩张,血流加快,加速侧支循环的建立,加速脑细胞功能的恢复;作用于大脑可使心跳加快,血压升高;作用于脊髓可以改变感觉、运动神经传导。

2. 对循环系统的影响

房室束对超声波的作用很敏感。超声波主要影响心脏活动能力及其节律。大剂量超声波可使心律减慢,诱发心绞痛,严重时发生心律失常,最后导致心跳停止;小剂量超声波使心脏毛细血管充血,对冠心病患者有扩张动脉管腔及解除血管痉挛的作用,对冠状动脉供血不足患者有一定疗效。

治疗剂量超声对血管无损害作用,通常可见血管扩张,血循环加速。低强度超声作用下,血管器扩张;在较大剂量作用下,可引起血管收缩。更大剂量的超声可使血管运动神经麻痹,从而造成血液流动停止。用大剂量超声时可直接引起血管内皮肿胀,血循环障碍。

3. 对眼睛的影响

由于眼的解剖结构特点是球体形态,层次多,液体成分和血循环特点等因素容易热积聚致损伤。大剂量超声可引起结膜充血、角膜水肿甚至眼底改变,对晶体可致热性白内障。还可以引起交感性眼炎。但用小剂量可以促进吸收,改善循环,对玻璃体浑浊、眼内出血、视网膜炎、外伤性白内障等有较好疗效。

4. 对生殖系统的影响

生殖器官对超声波较敏感,适量的超声波可使精子数目增加,精子活动性增强,受孕率提高。大剂量超声波可使精子萎缩。适量超声波可促进卵泡滤泡形成,大剂量超声波使卵泡变性。超声波可使胚胎畸形、流产。

5. 对骨骼的影响

小剂量超声波多次投射可以促进骨骼生长,骨痂形成;大剂量超声波作用于未骨化的骨骼,可致骨发育不全,因此对幼儿骨骺处禁用超声。

6. 对结缔组织的作用

结缔组织对超声波的敏感性较差,对有组织损伤的伤口,有刺激结缔组织增长的作用;当结缔组织过度增长时,超声波又有软化消散的作用,特别对于浓缩的纤维组织作用更显著。因此超声波对疤痕化结缔组织有"分离纤维"作用,有使"凝胶变为溶胶"的作用。在临床上亦可见超声波对疤痕有较明显的软化散作用。

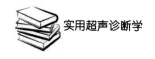

7. 对皮肤的作用

超声波作用于皮肤可提高皮肤血管的通透性,使皮肤轻微充血,但无红斑。超声波可增强皮肤汗腺分泌,促进皮肤排泄功能,增强真皮再生能力。大剂量超声波可引起皮肤伤害性炎症反应。

(二)治疗方法

1. 直接接触法

将超声波头直接和治疗部位的皮肤接触进行治疗。此时在皮肤和声头之间应加接触剂。

移动法:该法最常用。治疗时声头轻压皮肤,在治疗部位作缓慢移动,移动速度以每秒1~2厘米为宜。

固定法:较少采用。将超声波声头以适当压力固定在治疗部位。此法易产生过热而发生"骨膜疼痛反应"。故治疗剂量宜小。

2. 间接接触法

水下法:治疗时将超声波声头和治疗肢体一起浸入36~38℃温开水中,声头与皮肤距离1~5厘米,剂量要比直接接触法稍大。此法常用于不规则的体表,局部痛觉敏感的部位或声头不便直接接触的部位如手指、足趾、踝、肘、溃疡等。

辅助器治疗法:常用有水漏斗法,水枕或水袋法。后者是用薄橡皮膜制成袋,灌满煮沸过的温水,然后再涂接触剂进行治疗,用于面部、颈部、关节、前列腺、牙齿、眼等不平之处。

聚集照射法:利用凹面镜和声透镜将超声波高度集中在某一部位而获得大能量超声波的作用,以做特殊治疗。如治疗肿瘤时用。

(三)治疗剂量

1. 治疗强度

以0.4~1.5W/cm²为宜,水下法、水枕法时强度可稍大临床多采用低、中等强度。

2. 治疗时间

总时间一般不超过15分钟,多选择5~10分钟。固定法要比移动法治疗时间要短。

3. 疗程

一般治疗次数5~10次,慢性病15~20次或更多。每日或隔日一次。疗程间隔1~2周。

（四）适应证

1.外科疾病

软组织扭挫伤、乳腺炎、颈椎病、运动支撑器官创伤性疾病腰痛、肌痛、肩关节周围炎、增生性脊柱炎、颞颌关节炎、腱鞘炎、退行性骨关节病等。

2.皮肤科疾病

荨麻疹、瘙痒症、硬皮病、神经性皮炎、牛皮癣、带状疱疹、湿疹等

3.神经科疾病

脑血栓形成、脑梗死、脑出血、脑外伤、神经炎、神经痛、幻肢痛、坐骨神经痛等

其他脑血管病偏瘫、冠状动脉供血不足、眼视网膜炎、玻璃体混浊、营养不良性、溃疡消化性溃疡、支气管哮喘，胃肠功能紊乱。

（五）禁忌证

凡恶性肿瘤、急性全身性感染、高热、活动性肺结核、严重心脏病的心区和星状神经节、出血倾向、感觉神经异常的局部、孕妇腹部等。

（六）临床应用举例

机化血肿多为钝力作用于机体组织，致局部皮下血管破裂，血液渗透局部组织间隙，由于血液无法完全吸收而出现的体征。临床上药物治疗效果欠佳。

人体软组织闭合性创伤后出血量较多无法吸收易造成皮下血肿，血肿机化可与皮下组织粘连，压迫周围组织而产生症状，超声波具有热效应、机械效应和空化效应等生物学效应。超声波的机械作用可使坚硬的结缔组织胶原纤维束分散，继而与结缔组织粘固物分离，使致密、坚硬的结缔组织延伸、松软，且使粘连组织得到松解。超声波不仅可以增加血液循环，改善血肿局部营养，促进新陈代谢，利于血肿的吸收；更具有声压的作用，对组织及细胞形成了微细按摩作用。是治疗机化血肿的有效方法。

颞下颌关节紊乱，也称颞下颌关节功能紊乱综合征，是口腔颌面部常见病、多发病，主要症状为咀嚼及张口时酸胀或疼痛、弹响和张口受限。本病病程长，易反复发作，严重影响患者的工作生活。应用针刺、特定电磁波治疗仪（TDP）照射、超声波治疗仪综合治疗颞下颌关节紊乱取得满意疗效。TDP 照射又称特定电磁波辐射疗法，利用其温热效应能改善血液循环，消除致痛化学递质，减轻局部肿胀，促使组织张力下降，并使劳损的肌肉、关节得以恢复。超声波治疗仪利用超声波的热透效应，有深层热疗和药物透入作用，同时使用双氯芬酸二乙胺乳胶剂为递质，有镇痛、抗痉挛、抗炎之功，达到解除局部粘连，消除水肿的目的，三管齐下，故能取得较为满意的疗效。

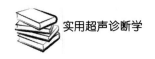

第二节　中医超声治疗

中医学与西医学是两个不同的医学体系,都蕴藏着诊疗疾病的丰富经验和科学内涵。超声影像作为现代医学支柱影像技术之一,对现代医学的发展起到了积极作用。作为传统中医学,更有必要借助这一现代科技手段促进自身发展,使其在定性定量方面加入客观内容,创造一种优势互补的新医学。治疗超声是近年来发展并逐步成熟的一种无创治疗新技术,是物理科学应用于医学治疗领域的成功典范。因超声波具有方向性。穿透性和可聚焦性,可通过以下两方面的用途来达到治疗疾病的效果:一是产生非损伤性的热量或其他机械效应以刺激或加速身体对损伤的正常反应;二是对组织产生可控制的选择性杀灭。

一、中医基础理论与超声

中医理论博大精深,其中藏象学说中的心、肝、脾、肺、肾几乎涵盖了人体所有活体结构功能、现代超声技术能清晰显示人体各部位的解剖结构、病理生理和功能状态,在揭示中医藏象活体结构和功能方面发挥重要作用。如中医理论认为,心主血脉,为君主之官,心气虚时会出现乏力、气短等虚像、有学者通过超声心动图研究冠心病的心功能表现,发现冠心病患者中属心气虚者均有不同程度的左心功能不全,而属脾气虚和肾气虚者则左心功能正常。还有学者研究发现心血管疾病表现心虚证患者的左室舒张功能除心血虚组外,均有不同程度的左室舒张功能异常,随着舒张早期血流速度(E)的减低及舒张晚期血流速度(A)、A/E 比值等容舒张期(ivRT)的增高,心虚证程度加重的规律为:心血虚 < 心气虚 < 心阳虚 < 气阴两虚。提示舒张功能各项指标的改变,可作为临床心虚证诊断的重要依据及评价心虚证疗效的客观定量指标。可见,超声医学可以在无创的功能状态下为中医理论提供客观的、可量化的指标,揭示中医理论内涵,从而进一步提高对中医基础理论的认识。

二、超声医学与中医辨证

辨证论治是中医学的基本特点,它侧重于宏观的望、闻、问、切四诊,主要根据患者主诉,脉象、舌象等异常表现作出判断,故具有主观性和模糊性、与现代医学临床研究要求的客观化、标准化存在矛盾、而超声检查作为一种特殊的望诊,具有独特的动态声像图特征,其获得的微观化依据是对中医宏观望诊和切诊的补充,在一定的程度上证

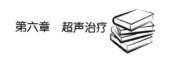

实了中医辨证的正确性。

（一）西医辨病与中医辨证

中医辨证是从整体出发，西医辨病则强调从局部入手，近年来临床多在西医辨病的基础上进行中医辨证分型，超声医学介入其中对了解不同证型主要病机的影像学规律具有重要意义。如在病证转化、交叉、模糊时，以超声为手段从各个脏器形态上观察其动态变化，可对疾病的辨证施治提供更确切的诊断信息。

（二）宏观辨证与微观辨证

中医辨证主要通过宏观诊查患者外部脉、舌苔症的异常表现，综合分析做出诊断，超声检查对中医遵循的"思外揣内"有互衬的作用。二者结合达到宏观辨证与微观辨证相统一的目的，从而对疾病的认识达到新的高度。如有学者用脑超声多普勒血流仪对阳亢型和阳虚型高血压病眩晕患者进行研究，结果发现阳虚型各动脉的阻力指数及脉动指数，皆显著高于阳亢型；舒张期及平均血流速度则低于阳亢型，提示阳虚型各动脉的弹性、顺应性较差，硬化程度较重。还有学者研究发现银屑病"血热型"皮损处及正常皮肤处动脉血管增大、扩张、血流加快；而"血瘀型"及"血燥型"则未发现异常。从而肯定银屑病动脉血管及静脉血管增大、扩张、血流加快与中医分型"血热型"密切相关，这些将有助于临床根据中医分型进行辨证施治。

三、超声医学在脉象学研究中的应用

脉象是中医诊断疾病的特有方法之一，由于脉象的复杂性，常使脉象诊断缺乏客观量化标准。近年来选用现代化超声技术、血液流体力学、彩色脉冲多普勒研究祖国医学脉象学是当代医家又一新的研究方向。如有学者用彩色多普勒对高血压的弦脉和非弦脉进行研究，发现弦脉的血流速度明显高于非弦脉，且有不同程度的心脏形态学改变。还有学者比较阴虚阳亢型及非阴虚阳亢型弦脉的超声改变，发现脉弦辨证属阴虚阳亢，其脉象血流频谱高而尖，第一峰大于第二峰，整个频谱充盈饱满；而脉象沉弦细，辨证属肝肾两虚者，其脉象血流频谱较低钝，第一峰小于第二峰，整个频谱瘦小，中心部分充盈欠佳。且阴虚阳亢弦脉患者，左心室后壁舒张厚度明显高于非阴虚阳亢者。从而证实了心脏形态结构和功能改变对弦脉的产生具有不可忽视的影响。

（一）超声医学在中医药疗效评价方面的应用

中药及方剂的疗效评价，与辨证一样，主要依赖临床症状的改善来进行评价，主观性较强，缺乏客观指标，难以量化。超声作为非创伤的诊断方法被临床广泛应用，可以作为评估临床疗效的依据。有学者通过高频率彩色多普勒超声观察中药化瘀消斑汤

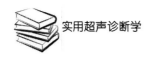

治疗后颈动脉粥样斑块的超声影像改变特点,发现该方药对单纯软斑效果最佳,对混合斑块效果次之,对单纯硬斑效果不明显,证实了消瘀化斑汤是一种治疗动脉粥样硬化斑块的有效中药配方。

(二)超声针灸

在中医学国际化日益加深的过程中,针灸学走在了最前列,成为代表中医学特色的主导学科之一。超声针灸是传统针灸理论与现代针灸技术相结合的产物,其原理为利用超声波所产生的声能、热能等为刺激手段,作用于穴位,通过神经反射作用、神经体液调节作用、神经-内分泌-免疫作用等,最终达到治疗疾病和调节机体功能的目的。邵水金等观察聚焦超声对家兔胃电生理的影响,发现超声组与针刺组对胃电效应。胃电频率和振幅的影响差异无统计学意义,表明超声针灸与银针针刺对胃电效应的影响是一致的。张果忠等观察穴位针刺。艾灸和超声针灸(不同刺激)对实验性胃痛大鼠痛阈的影响,结果显示穴位超声针刺和艾灸均有明显的镇痛作用,且超声针灸较其他两种方法镇痛时间更长。超声波对皮肤的穿透力较激光和电脉冲均强,能聚焦很细。能量集中的一束超声波作用于穴位上,起到疏通经络气血、消炎止痛和镇静催眠等功用,具有对穴位作用强的优点,从而达到与针灸治疗疾病相同的效应,临床实践也证实如此。朱丹和李健观察穴位超声治疗早期急性乳腺炎,使用声强为 0.75 w/cm 的超声波对早期乳腺炎患者进行穴位(肩井、乳根穴)超声治疗,取得了满意效果。总之,超声波作用于腧穴可更好地发挥通经脉、调气血、平衡阴阳、调和脏腑及祛除疾病的目的。

四、超声在中医给药中的应用

中药外治法是祖国医学传统疗法之一,其原理是借助酒力和热度将药物的有效成分透过皮肤直达病所,以达到治病目的。王丽君等采用中药(紫草油)超声透入治疗膝关节软组织损伤,取得了良好的效果。该疗法具有超声和中药的综合作用。超声对组织有温热效应,可降低周围神经系统的兴奋性,减慢传导速度,有明显的镇痛和镇静作用,同时还可使肌纤维胶原组织松弛,张力降低,并提高半透膜的渗透性,使药物快速透入细胞内,从而发挥作用。赵会军采用超声波联合中药透入治疗膝关节骨性关节炎,采用连续超声输出即温热药液更有利于其发挥。同时,超声波联合中药透入还可使药物直达病灶,使关节肌肉松缓、解痉及消肿止痛,能改善膝关节的活动功能,减轻患者的痛苦,提高其生活质量,有效延缓膝关节的退行性改变。相关研究发现,超声波可促进大分子物质透过生物膜,而透过量的多少与超声波的功率成正比。因此在中药外敷剂量增大时,可考虑相应增加超声功率,以提高药物的作用效率。刘延春等采用超声波联合中药(川乌、红花等 11 味中药炮制后制成 15% 的乳剂)透入治疗了颈椎病患者,并对部分患者进行了颅内血管彩色多普勒超声检测,与既往同期采用直流电醋离子导入加感应电治疗的颈椎病患者(对照组)比较,疗效满意。我们将超声辐照增强各种药物传递及其功效的原因归结为超声的“声孔效应”。

　　吸法同样是传统中医治疗方法之一,系指通过患者口鼻将药之气、烟、雾、面等吸入,从而达到治疗目的方法。超声雾化在用于治疗老年性慢性支气管炎、肺源性心脏病及各种呼吸性疾病时,均有一定疗效。

　　(一)超声肿瘤治疗

　　《素问·生气通天论篇》指出:“阳气者,若天与日,失其所折寿而不彰。”阴阳学说认为以物质的运动变化而言,“阳化气,阴成形”,即指物质从有形蒸腾汽化为无形的过程属于阳;物质由无形之气凝聚成有形物质的过程属于阴。由此我们可进一步认为,对人体加热。服用有温热性质的中药可将肿瘤这种“有形物质”蒸腾汽化为无形,也就是“阳化气”的过程;抑制或阻止无形之气凝聚成形为有形物质的过程,也就是抑制了“阴成形”的过程,即肿瘤形成的过程。超声热疗与超声热消融均为利用超声波的热效应对组织进行加热,达到治疗肿瘤的目的。

　　聚焦超声热疗是将靶组织的温度加热至 42% ~ 50%,增加细胞对其他损伤因子的敏感性,从而起到杀伤肿瘤的作用。高强度聚焦超声消融技术是近年来新兴的一种体外无创治疗肿瘤技术。其治疗原理是:通过一定形式的聚焦超声换能器,将超声能量聚焦于靶组织,在 1s 内使靶组织迅速升温至 60℃ 以上,导致蛋白变性,使靶组织产生不可逆的凝固性坏死。该技术的三维适形扫描能将肿瘤一次性切除并最大限度地保护正常组织,从而做到真正意义上的无创治疗。

　　(二)超声美容

　　《素问·血气形志篇》说:“形数惊恐,经络不通,病生于不仁,治之以按摩、醪酒。”指出了经络气血不通,人体中的某个部位就会出现疾患,在治疗上可以用按摩的方法疏通经络气血,达到治疗的目的。超声美容是 20 世纪 80 年代医学美容的方法之一,主要利用超声波对人的面部皮肤及浅表组织进行摩擦及温热,发挥洗脸。按摩和面膜 3 重功效,从而增强美容效果。超声作用的结果不仅可以改变细胞膜的通透性、改善血液循环、促进新陈代谢、增强药物透入。近年来,超声美容已被许多美容院采用,在治疗酒糟鼻、暗疮后留下的疤痕以及色素沉着、改善眼袋以及消除皱纹等方面均具有

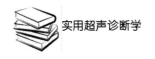

较好的效果。

目前,家用的袖珍型超声美容仪已经问世。部分学者应用微机超声多功能治疗仪治疗面部痤疮、色素沉着、鱼尾纹、睑袋、皮肤粗糙、疤痕等,取得了良好的效果。本疗法对组织无损伤性,对皮肤无不良刺激,受到美容者的欢迎。

(三)其他应用展望

将超声波震荡破碎脂肪的原理应用于巨乳缩小手术(缩乳术),借助超声的波震荡及操作刺激使皮肤收紧。此种手术安全,术后局部皮肤平滑,乳房自然美观。从中医基础理论与超声、超声医学在中医辨证方面的应用。超声医学在脉象学研究中的应用、超声医学在中医药疗效评价方面的应用、超声针灸的原理及应用、超声在中医给药中的应用、超声在肿瘤治疗方面的应用、超声美容等方面就超声医学在中医学科领域中的应用现状进行阐述,旨在指导临床应用、超声治疗学是近十余年来发展并逐步成熟的一种无创治疗新技术,是将物理科学应用于医学治疗领域的成功典范之一。可以预测,随着超声生物学效应及作用机理的深入研究,超声波病学将会在临床得到广泛应用。

结　语

　　自 20 世纪 80 年代后期开始,由于计算机技术的飞速发展,使得三维超声成像技术得到了实现,三维超声成像目前有 3 种成像模式,即表面成像、透明成像及多平面成像。超声诊断技术的发展很快,但在定量分析方面还很落后,必须利用最新技术来提高设备的整体性能,如探测深度、空间分辨力、时间分辨率等指标。结构成像和运动成像是目前应用最广泛的两项技术,除此之外,超声医学成像的方法与诊断治疗一体化,促进了超声介入医学的发展。随着医学、信息、物理技术等不断发展,医学超声诊断技术呈现出新的发展趋势,并且在医学临床中得到更为深入地应用。相信在未来的时间里新型的医学超声诊断技术在医学领域将发挥着更为重要的角色。

　　建立、健全我国医学影像学的继续、终身教育体系。开展相关研究,重新认识其在知识经济社会条件下的重要意义。适应我国国情,统筹安排,做好提高与普及两方面的工作,继续开展影像学综合诊断优选应用研究,大力普及规范化的主要介入治疗技术,从而建立、健全社区与城市医疗机构影像学诊治服务及转诊机制,向广大城乡人民提供优质的影像学服务。